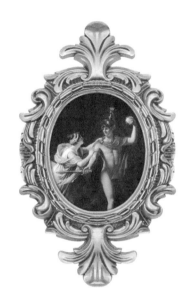

线索·弥诺斯迷宫

"忒修斯走进了克里特岛上的迷宫里，跟随着公主赠予线团的指引杀死了弥诺陶洛斯并走出了迷宫。"

—— 如何科学确证病原和疾病的因果关系，证病律是人类发现疾病源头的科学思维法则。

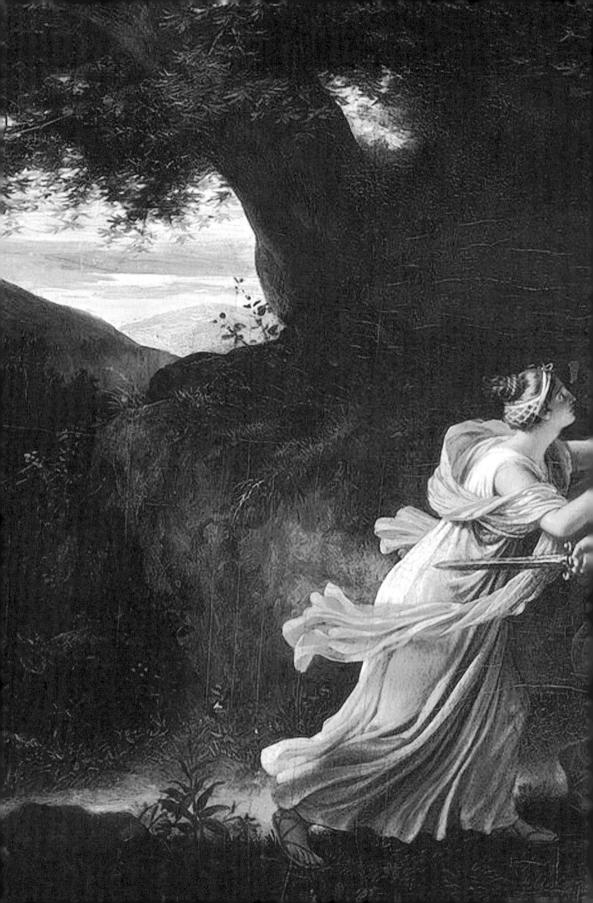

刘 欢 著

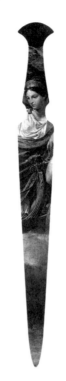

剑与盾之歌
瘟疫与免疫的生命竞技场

科学出版社

北 京

内 容 简 介

本书系《剑与盾之歌：人类对抗病毒的精彩瞬间》姊妹篇。书中从记述一场百余年前的瘟疫开启人类认知微生物与健康的传奇征途，从科赫的传奇人生揭开病原学与免疫学的大幕，从细胞免疫和体液免疫探秘免疫学的理论大厦，围绕病原的发现和医学防治的发展，层叠式推动全书脉络展开，以诺贝尔奖为亮点，描述科学人物和事迹，记录在"瘟疫"和"免疫"中辩证统一的"双核"升华，书写科学跌宕起伏的燃情华章。

本书意在通过记录科技史上的众多高光时刻，向大众普及微生物学与免疫学相关知识，尤其适合广大青少年读者阅读。

图书在版编目（CIP）数据

剑与盾之歌：瘟疫与免疫的生命竞技场/刘欢著. —北京：科学出版社，2020.12

ISBN 978-7-03-067751-8

I. ①剑… II. ①刘… III. ①瘟疫-普及读物②医学-免疫学-普及读物 IV. ①R254.3-49②R392-49

中国版本图书馆 CIP 数据核字（2020）第 263064 号

责任编辑：张颖兵 梅 莹 / 责任校对：高 嵘 王 莹
责任印制：彭 超 / 装帧设计：苏 波

科 学 出 版 社 出版

北京东黄城根北街 16 号
邮政编码：100717
http://www.sciencep.com

武汉首壹印务有限公司印刷

科学出版社发行　各地新华书店经销

*

开本：B5（720×1000）
2020 年 12 月第 一 版　　印张：18 3/4
2021 年 5 月第二次印刷　　字数：217 000

定价：68.00 元

（如有印装质量问题，我社负责调换）

刘欢，中国疾病预防控制中心副研究员、中国科普作家协会理事、北京科学技术普及创作协会常务理事、亚太生物安全协会会员，主要从事微生物学、病毒免疫、分子演化以及科学传播与健康教育研究，多次荣获全国、中科院、湖北省、武汉市等优秀科普作品奖，被授予"典赞·2020科普中国"科普特别人物。

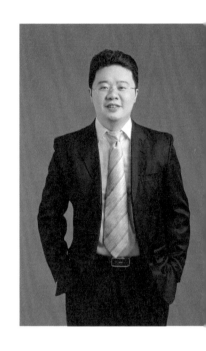

著有《剑与盾之歌：人类对抗病毒的精彩瞬间》《流感病毒：躲也躲不过的敌人》，主编《四级重器：武汉国家生物安全实验室（P4）》等作品，曾获"国际科普作品大赛科普贡献者""全国科普日先进个人""湖北 70 年优秀科普工作者"等荣誉。在科普实践中秉承实事求是的科学精神，集科学性、趣味性和思维性于一体。

在"院士专家进校园""中科馆大讲堂""首都科学讲堂"等系列活动中，以《微观世界的复仇者联盟》《辩证思维与科学精神》《想要问问你敢不敢！演化大冲关！》《打怪升级：疫苗圣斗士》《公民科学素质与健康科学传播》等为题，演讲科普报告和教授科学教育及网络课程 1 000 余场次，受众逾 10 万人次；呈现科学知识扣人心弦，传递科理念令人豁然开朗，弘扬科学精神意寓深长，深受广大民众和教师学生佳评赞誉。

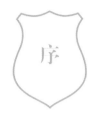

序

一场精彩的心灵盛宴之后，熠熠悠长，剑与盾之歌再谱新乐章。

疾病和健康总是伴随着人的一生，传染性疾病不仅关乎个人安危，患者身边的人们也会感染生病。健康的人也面临着疾病的威胁，这正是瘟疫的可怕之处。从古代起，人类社会就开始有了针对疾病的隔离措施，那成了在有限的条件下，人们挣扎着求取生存的希望。

瘟疫大流行的速度很快，如果控制不得当，将导致灾难性的后果。中世纪欧洲黑死病流行，让所有人感受到恐怖的死亡阴影，几乎一切尝试和努力都化作逝去的微尘。文艺复兴和启蒙运动促进了科学的大发展，人们想要弄清楚自己所处的世界的真实面貌，肌肉线条和骨骼构架不再只是艺术的想象。

这部作品为我们呈现了瘟疫与免疫的生命竞技场，将二十世纪以来许多重大的科学发现融合在浓厚的文学笔触中。这些科学技术的进步，看起来好像离我们的现实世界很远，对它们的描述却似在未知世界的迷雾中点燃了奥林匹斯山脉的火种，使读者如身临其境重现科学思维、感受科学精神。

尤为难能可贵的是：《剑与盾之歌：人类对抗病毒的精彩瞬间》以病毒为主题，集中体现了这一生命特殊形态引起疾病，以及疫苗预防疾病的健康冲突和科学内涵；《剑与盾之歌：瘟疫与免疫的生命竞技场》以免疫为主题，承前启后，于免疫学基石上立宏博大厦，如融合一块块科学拼图中的非常元素，使得宫殿中那些蕴含的宝藏，重新在现实中焕发出璀璨的科学光辉。

全书的开篇，以瘟疫发生的事实为发端，呈现了疾病发现过程中始终贯一的科学方法"科赫法则"。继展示了微生物学中病原鉴定的这一里程碑后，书中延伸出抗生素作为抗菌药物的问世。这项惠及全人类的医学成就，使我们至今从中获益，并掌握了克制病原微生物的一种强效武器。

　　值得一提的是，该书一如既往地关注科技前沿重大成果，特别是对"免疫检查点""基因编辑""mRNA 疫苗"等健康领域突破的关注，体现出科学洞见和敏锐的国际视野。

　　该书中的"剑"与"盾"，更被赋予了新的科学内涵：免疫可以预防疾病，又可能引起疾病。从这个意义上讲，该书为读者提供了一个开放的相对视野，让大家能够运用辩证的观点，来理解我们自身的健康，认识我们所处的环境和生态，思考我们的过去和将来。

　　这一部剑与盾之歌，正当其时，正应其势。我想每一个人阅读这本书以后，都会有不同的体会，如同一千个读者心中有一千个哈姆雷特，然而，无论如何去理解和回味，都会回归一个主题。

　　为这部精心谱就的交响乐章感到高兴，更为大家一起歌唱科学、普及健康知识传递能量，愿每一个人都能享有快乐和健康！

2020 年 10 月 24 日星期六

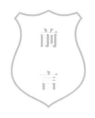

前言

    数十亿年前，初生的地球犹如一团火焰，充满了激情和能量，随着电闪雷鸣的流逝，熔浆凝固成坚硬的岩石，汹涌的原始海洋孕育出了生命。数十万年前，人类的祖先从森林中走了出来，在历经沧海桑田的古老大地上，寻找属于自己的一片乐土家园。数百年前，透过钻石和水晶磨制的透镜，人类如造物者般凝望着微生物，一份鹅颈瓶中的肉汤大餐，仿佛又让世界回到了生命奇迹发生的海洋。

    人生华年如白驹过隙，今时今日，生活节奏愈渐增速。甚至于，在虚拟的平行宇宙，不乏三头巨龙、海底怪兽和外星灭霸，妄图以毁灭来创生，这未尝不是社会焦虑的符号象征。也许，我们早已忘却了岁月流年中的瘟疫，习惯了受益于现代医学祛除疾病，忽略了公共卫生时刻守护着健康。谁曾料想，在人类细胞构成的身体里面，细菌群与生命运动息息相关；在人类复杂又精密的基因组上，蚀刻了病毒与人类激烈斗争的痕迹。

    大风起，歌以咏志，《剑与盾之歌：人类对抗病毒的精彩瞬间》描绘了病毒的神秘起源，开启了人类发现病毒的探秘之旅，回溯了病毒引发传染病的人间悲剧，呈现了病毒疫苗科学预防疾病的里程碑。如同一幅灏瀚壮美的史诗画卷，那是一个微生物学的黄金年代，更是一个科学群星闪烁的大时代。

    回首时，咏叹之间，《剑与盾之歌：瘟疫与免疫的生命竞技场》应势而出，将带领读者领略病原证明定律的辩证思维浪潮，抗生素在悲壮战争中迸发出巨大能量，瘟疫在生命竞技场遭遇强劲的对手，科学谱写出雄浑壮阔的免疫赞歌。

当摩洛哥海岸粼粼波光中的水母蜇刺渔民，当亚马孙丛林里涂抹箭毒的飞矢射向猎物，当肿瘤细胞蹑手蹑脚地悄悄关掉免疫警报，当炎症因子呼啸汹涌而掀起免疫风暴……免疫是一柄双刃剑，健康既需要保护也需要呵护，保护身体免于病原侵害，呵护机体正常代谢水平，生命方能如此多娇。

当人类与犰狳数百年前的感染因果乍现，当蝙蝠携带不速之客在黑色夜空中掠过，当犬用狂犬病疫苗渐渐抚平人类疾病的殇痛，当麻疹疫苗给予儿童保护遭质疑成为健康挑战……我们和自然成为最熟悉的陌生人，感悟科学会带给我们快乐和健康。

"凤凰鸣矣，于彼高岗。梧桐生矣，于彼朝阳。"时值二〇二〇年仲夏，严寒及至酷暑，我们见证了生命的可贵，我们历经了生活的艰难，我们见识了自然的力量，我们体会了人间的温暖。在严酷环境中生存下来的就一定是强者吗？也许，大自然早就无数次给予了人类答案，适应环境的物种在岁月的演化中坚韧屹立。"天行健，君子以自强不息。地势坤，君子以厚德载物。"新的起点永远都赋予新的使命，世间万物唯有运动才是永恒，或然，时间像一头公牛横冲直撞打乱思绪，恰是如此尤显所蕴弥足珍贵。

刘水

2020 年 5 月 30 日星期六

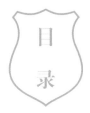

目录

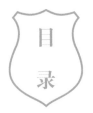

目 录

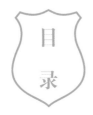

目录

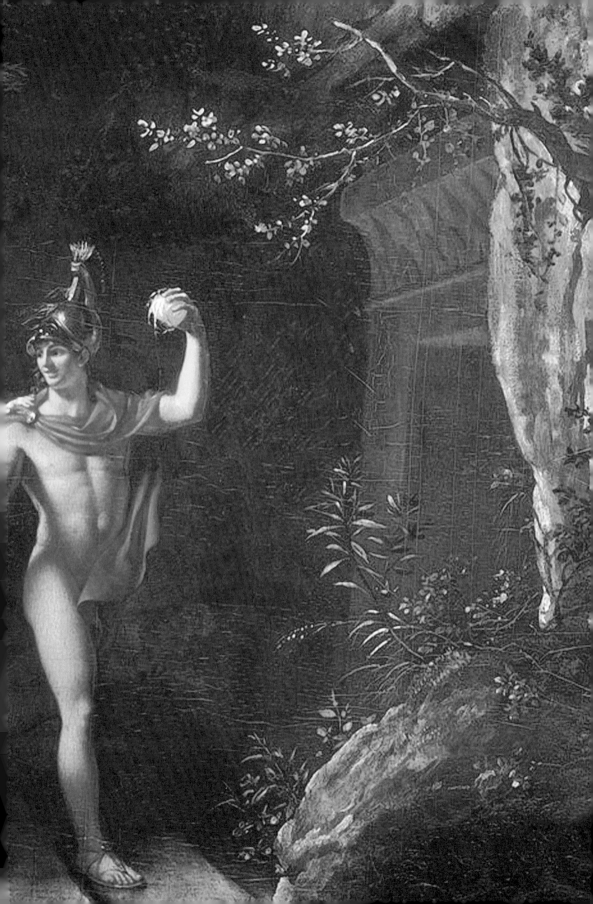

第一章
公元一九一〇

1910年的圣诞节前夜，哈尔滨车站走出了一位医生，他是一个年轻却坚毅的中国人。与他一同抵达车站的助手携带着行李箱，里面装着远超过当地医疗水平的医学器材。

这个古老东方大国延续了两千多年的封建王朝统治已近走向了末年，寒风中穿梭在哈尔滨大街上的都是俄式大马车，在中国境内修建的铁路却被外国人控制着。中东铁路管理局的官员将这位年轻医生和他的助手安顿在旅店住宿。第二天，医生一行便前往清政府道台衙门，紧急磋商如何应对一场可怕的疫情——鼠疫。

道台大人一筹莫展，莫说是在应对这种可怕传染病方面毫无头绪，就连对当地的日常治理他也早已力不从心。几年前的"日俄战争"，就是帝国主义在中国的土地上攫取利益的冲突的集中爆发。此时中国东北的境况更不如前，猖獗的鼠疫从哈尔滨向南蔓延，形势十分严峻。值此危急时刻，这位医生临危受命来到哈尔滨，他就是伍连德博士。

伍连德祖籍广东新宁县，出生在马来西亚槟榔屿，曾先后在英国利物浦热带病学院、德国哈勒大学卫生学院和法国巴斯德研究所学习工作。从 1907 年开始，伍连德受聘在清政府从事现代医学和卫生事业。1910 年，清政府任命伍连德担任东三省防鼠疫全权总医官。

伍连德到达哈尔滨前，这里已报告出现了严重的传染病。患者症状表现为发热和咳血，皮肤会变成紫色继而死亡。1910 年 9 月，靠近中俄边境的满洲里地区，人们已经听说这种被描述得十分可怕的疾病在俄国许多捕杀旱獭的猎户中发生。满洲里居民争先恐后购买车票逃走，中东铁路沿线陆续发现有人感染，到 11 月初鼠疫传播至哈尔滨至少已经过去了 6 周的时间。

当地的医生向伍连德他们介绍了情况，传染病在一个月前已经开始发生，患者人数逐渐增加，光是圣诞节这一天就病死了 10 人。由于当地医疗条件有限，只能尽可能地看护患者，根本谈不上隔离和救治。道路上时常会发现病亡的尸体。尽管当地政府承担简单的丧葬费用，但是人们不愿报告染上了疾病，因为这样会招来入户调查和强行消毒，等于是在告诉所有人自己大祸临头。

傅家甸，一个哈尔滨附近的小城镇，境况比哈尔滨更加不容乐观。刻不容缓，伍连德立即动身前往调查。抵达傅家甸之后，这里的卫生条件与哈尔滨的巨大差异直入他的眼帘。简陋的居民住宅散落在城镇中，原本泥泞的土路已经覆盖上厚厚的冰层，这才是那个年代中国大多数地区生活环境的真实写照。外来官员的到达，进一步加深了当地居民们对该传染病的恐慌。

当局几乎不能为调查提供帮助，伍连德获准使用政府电报专线，直接将情况汇报给外务部。位居外务部右丞的施肇基正是伍连德此次任命的举荐人，他在清政府风雨飘摇之际，力陈控制鼠疫对时局的重要性，尤其在日俄两国对中国东北虎视眈眈，这个庞大却孱弱的帝国承受国际压力之际。他甚至允许伍连德直接用英文及时报告。

伍连德抵达东北的第三天，对一名女性死者进行了解剖。这名死者是前一天晚上出现严重症状而死亡的，伍连德和助手林家瑞立即赶往死者家中，在简陋的房间里完成了尸体解剖。为了确证引起疾病感染的原因，他们收集了死者的血液和心、肺、肝、脾的组织块，一部分存放在装有福尔马林的样品瓶中待鉴定，另一部分用于实验室细菌培养。

很快，他们回到当地的医护病房，将一个临时房间作为实验室，对收集的组织样品进行染色观察。在所有的样品中，他们都观察到了不寻常的病原——鼠疫杆菌（*Yersinia pestis*）。这些病原在显微镜下呈杆状，成群成片地分布在组织样品中，是典型的鼠疫杆菌细菌形态。

为了进一步确证观察结果，伍连德和助手对样品进行了细菌培养。他们带来的琼脂培养基适于细菌生长，经过三天的培养，再次印证了之前染色观察的结果，导致这次疫情的罪魁祸首被"捕获"。

伍连德立即将这个情况报告了朝廷，当地政府官员和警长也被请来观看显微镜下的病菌。这是中国近代历史上极为重要的一次疫情研判。

在一个极为复杂的国际和国内环境下，中国科学家在本土凭借现代医学方法，掌握了至今仍被列为我国甲类传染病的鼠疫的病原学证据，开启了中华医学在现代科学发展进程中光辉灿烂的篇章。一场极可能影响全中国的鼠疫大流行，在那个北风凛冽的傅家甸遇到一位传奇的斗士。

第二章
伍氏口罩

　　曾经在中世纪肆虐欧洲，造成三分之一人口死亡的"黑死病"，就是鼠疫。许多那个时期的记载中都描述了这种恐怖瘟疫流行的景象：在弥漫的硫黄烟幕中若隐若现的巫师，手执荆棘藤条抽打自己祈求赎罪的教徒，一袭黑袍、头部带着如同鸟嘴般的护具的医生，这样的场景仿佛世界末日即将来临。

　　当"黑死病"再度将魔爪伸向中国东北地区时，世界各国都在关注着疫情是否能被控制。如若人类社会再次暴发鼠疫大流行，全球都可能会被这种危险的传染病波及，而磨难重重的中华大地将首当其冲。

　　一封十万火急的电报到了北京，伍连德发出了防疫的战斗信号：

　　傅家甸地区的肺鼠疫流行已经被医学和细菌学的科学事实所证明，肺鼠疫主要通过人与人之间传播，鼠类感染的情况可以被排除；

扑灭疫情的重点是针对流动人群和居民采取管控措施，严格控制边境小城满洲里至哈尔滨的铁路交通，同时对公路和冰冻河流也要重点监视；

在疫情集中地区建立隔离区，提供更多的房屋作为救治医院，对于暴露感染患者的接触者及时排查，增派更多具有专业技能的医护人员，提供充足的经费和条件保障；

密切关注北京至奉天铁路沿线的疾病感染情况，建立鼠疫隔离营地和医院设施，一旦发现病例立即采取严厉防疫措施；

在东北地区，北边与俄国当局合作，南边与日本当局合作，管制铁路交通应对鼠疫蔓延。

伍连德在临时实验室里遇见了一位日本医生。尽管伍连德向这位医生解释了肺鼠疫是在人与人之间传播的，但他仍固执地在老鼠中寻找病原。于是，伍连德又来到俄国人开设的传染病医院，那里医生的大胆做派更是令人不解，他竟然不戴口罩就去检查已有明显症状的鼠疫患者，显然这位俄国医生同样相信老鼠才是疾病的传播者。

中东铁路管理局局长霍尔瓦特答应为伍连德防控鼠疫提供帮助，征用 120 节火车车厢借给东北疫区作为隔离仓。但是，训练有素的医护人员仍紧缺，清廷立即紧急告谕，征调志愿者前往东北扑灭疫情。

社会各界响应者众多，医学机构纷纷派遣人员奔赴东北，除了华人医师，也包括国外的医生和医学专家，来自法国的医生吉拉尔·梅尼（Girard Mesny）就是其中之一。梅尼也认为老鼠是传播这次瘟疫的罪魁祸首，这使得他与伍连德的防疫理念发生冲突。

梅尼时任北洋医学堂首席教授，伍连德只能将争论上报朝廷。出人意料的结果发生了，委派梅尼的指令被撤销，伍连德继续被委以重任。

1911 年 1 月 5 日，当梅尼正式收到撤销对他的任命的电报之后，转而前往俄国传染病医院。如同伍连德之前见到的俄国医生那样，梅尼未佩戴口罩便检查患者。这一次很不幸，梅尼感染了肺鼠疫，虽经过一系列紧急抢救，但他还是在感染鼠疫的第六天病逝了。

梅尼医生的死成了导火索，俄国防疫局立即封闭了传染病医院，所有治疗鼠疫患者的房间被消毒，所有鼠疫患者可能接触过的物品被焚毁，48 小时之内禁止任何人进入封闭区域。

驻哈尔滨的各国领事馆纷纷将这里的事态电告本国政府，本地的报纸也刊登出这一可怕事件的始末。一位国际知名医学专家竟也罹难于此，令普通民众更加恐慌不已。这也促使人们意识到，政府公布的防控鼠疫措施是救命的苦口良药，居民开始主动地配合防疫。

"伍式口罩"正是在这一时期成为了简单有效的防护用品。因医用口罩成为人们亟须的防护物资，伍连德设计了一种便于推广的口罩。他将外科手术用纱布两边剪开，中间保留的折叠面裹着消毒药棉，上下两条纱布分别系在脑后。这种口罩制作简易而且成本低廉，不仅能够有效防护飞沫传染，而且长时间佩戴并无不适感，很快就被志愿者在家中大量赶制出来，以满足控制疾病传播的需要。

在这场与鼠疫的战斗中，一个科学事实成为关键：肺鼠疫主要通过人传人，口罩能够有效阻止病菌通过飞沫传播。

确定了疾病的病原体，掌握了疾病的传播途径，与鼠疫的较量即将进入大反攻。

第三章

白 红 黄 蓝

　　伍连德开始制订扑灭鼠疫的全面计划。既然确证了传染病传播的途径，如何切断它，以及有效保护易感人群，就成为这个全面防疫计划的主要内容。

　　伍连德的防疫计划有四个方面的重要措施：

　　一、在傅家甸进行逐户检查，整个城镇被划分为四个区域，每个区域派遣高级医官监督，一旦发现鼠疫患者立即送往指定医院，并将其家属和接触者安置在隔离点或俄国临时火车车厢隔离，每日向医官报告情况。

　　二、用专业人员替换之前紧急状态下动员的防疫警察，由受过训练的医护人员来开展疫情检查和常规监测，警务人员履行原岗位职责，恢复正常社会秩序。

　　三、从长春调遣 1 160 名士兵，驻扎在城镇外负责控制人口流动，在不同的位置轮流值守，限制外来人员进入或镇内人员出去，指挥这些士兵的军官也参加防疫会议，并服从总医官的防疫调遣。

四、专门征召600名警察组成警务分队，接受专门的防疫工作训练，按照医官的防疫要求驻守岗位。

这些防疫措施很快得以实施。在执行过程中，每个区的居民在右臂佩戴臂章，用白、红、黄、蓝四种颜色分别代表四个区域，每个区域的居民只能在本区域自由活动，如果要进入其他区域必须得到批准。驻扎在镇外的1 000多名士兵和镇内的600名警察，严格执行限制人口流动的命令，这样就形成了对整个区域的严密防疫体系。

如此严厉的管制的确令人不适，却最终发挥了切实的防疫成效。实施计划前30天，鼠疫死亡人数为3 413人，单日死亡人数最多的一天达183人；实施计划后30天，单日死亡人数下降为零。

在这项防疫计划的具体实施过程中，如何处理尸体成为一个现实的问题。一开始，当地政府为病死者提供丧葬支出和安排后事，大街上的尸体也会用棺木装殓，然后运至公共墓地安葬。然而随着疫情的蔓延，棺木开始无法保障，于是许多尸体被直接运至墓地。

伍连德亲自视察墓地时发现，时值隆冬，地面早已冻得十分坚硬，工人根本无法挖开土壤来埋葬死者，无论是有棺木还是无棺木的尸体，都被陈放在地上，并未入土埋葬。绵延超过一公里的棺木和尸体，暴露在白雪皑皑的荒野，这悲凉凄惨的景象让人不忍直视。

细菌在寒冷的条件下能够长时间存活，加之动物可能撕咬尸体感染病菌并携带传播，所以火葬尸体是解决这一难题的合理方案。然而，在传统的习俗中，入土为安的观念深入人心，尽管地方的官员也同意这个方案，伍连德还是将当前所面临的危险形势，以及火葬鼠疫死者尸体的方案呈报朝廷裁断。

三天后，火葬方案被批准。2 000 千多具尸体和全部棺木在熊熊大火中焚化，一两天后之前棺木和尸体堆积的一幕在余烬中消失。俄国防疫局派人观摩了中国的火葬现场，返回俄境内后决定也采取这一方案，并将之前已下葬的尸体掘出火化。这一做法消除了当局对气温回暖后动物啃噬尸体携带病菌再次引发传染病的担忧。

1911 年 3 月 1 日，傅家甸记录了最后一例鼠疫病例，这一地区的疫情得到了有效控制。

如果回溯这次鼠疫的流行情况可以发现，西伯利亚地区最早报到的鼠疫病例可追溯到 1910 年夏末，至深秋时节已经有疫情征兆出现在海拉尔和满洲里。最初的患者人群集中在从事旱獭皮毛交易的猎户和商户中。疫情沿着铁路向东，到了 12 月在齐齐哈尔也发现了鼠疫病例，然后开始逼近作为交通枢纽的哈尔滨。

此后，疫情沿着铁路等交通线往南蔓延，从双城堡、吉林市、奉天抵达大连—山海关一线，进而发展到天津、北京、济南。绵延 2 000 多公里的鼠疫传播链条渐渐显露出来，铁路、公路和海陆交通将这些疫区连接起来，构成了肺鼠疫从疾病发生到发展蔓延的路径。

仅从统计数据来看，中国此次鼠疫报告的死亡人数为 52 462 人，俄国报告的死亡人数为 476 人。如果考虑到可能漏报的情况，总死亡人数估计应在 60 000 人以上。这是一次异常惨痛的苦难历程，却又是一次直面死神的无声较量。

　　肺鼠疫以极快的速度沿交通线蔓延，而此时正值中国农历新年，由北方地区南返的人群增多，他们经由的路线与疫情蔓延的地理位置高度一致。在实施了一系列防疫措施后，疫情被严密控制起来，并最终趋于减弱，直至被扑灭。

　　首先，对人口集中的流行地区实施管控，排查鼠疫患者及其接触者中的疑似感染者，建立易感人群与感染者、疑似感染者的隔离屏障，以遏制该区域内疾病继续传播趋势。

　　然后，及时对已经确证的感染者在具有隔离防护条件的医院里进行救治，对从事医护救治的人员进行专业训练，并将所有的医院纳入防疫管控范围之内。

　　此外，对于进出隔离区域的人员实施严厉控制，无论是进入或者出去的人员都有可能产生额外风险，所以在城镇外的巡逻卡点和城镇内的区划治安是重要的措施保障力量。

　　火葬政策的实施，不仅仅消灭了传染源，还切断了可能的传播途径。更重要的是，这一在特殊时期实施的不符合习俗的科学防疫措施，消除了天气回暖之后可能的隐患。从这一点看，那时民众或能以科学思想为念，也从严冬的沉睡中开始苏醒了。

第四章
万国鼠疫研究会

那个风雨飘摇的年代里，中国这个曾经创造了灿烂文明的东方古国，在万国博览会上常以美酒丝绸或工艺书画示人。1911 年 4 月召开的国际鼠疫会议，堪称中国在卫生领域召开的第一次现代医学世界级大会。

伍连德在 1911 年 3 月初收到一封来自施肇基的电报，中国将于 4 月在奉天召开国际鼠疫会议——万国鼠疫研究会，委任他负责大会筹备和组织工作。这次会议有来自俄国、美国、日本和德国等 11 个国家的代表参会，其中包括日本细菌学家北里柴三郎（Kitasato Shibasaburo）。

北里柴三郎曾在德国科学家海因里希·赫尔曼·罗伯特·科赫（Heinrich Hermann Robert Koch）领导的研究所学习并开展细菌研究，与同事埃米尔·阿道夫·冯·贝林（Emil Adolf von Behring）共同研究抗破伤风和白喉血清，在细菌学领域颇有建树和影响。

在 1911 年 4 月 4 日的大会上，伍连德作为会议主席发表了主题报告，介绍了引起肺鼠疫传染病的溯源发现，认为引起本次肺鼠疫的动物来源是旱獭。

清廷派遣去满洲里的医生调查发现，东北地区西北部的居民比较熟悉这种在人类和野生动物中流行的疾病，并且认为这次疫情与旱獭密切相关。人们对裘皮大衣旺盛的需求，使旱獭皮毛需求量激增，这不仅给旱獭的生存带来了威胁，也将危险悄悄地带给了人类。

猎户追逐旱獭时发现，一些旱獭染病后行动迟缓，并且无法发出正常叫声。有经验的猎户看到有病症的旱獭，会非常警觉地放弃猎捕。然而，那些追逐利益的商户和受雇佣者，会闯入旱獭的栖息地，在每一个角落仔细寻找它们的踪迹，尽可能捕获更多的旱獭，从而获取更多的皮毛原材料。

每年的 8 月至 10 月，是猎捕旱獭的季节。1910 年 10 月中下旬，有超过一万人的旱獭捕猎者和商贩集中在满洲里和海拉尔交易旱獭皮毛，完成交易后他们纷纷返回南方过冬。

有时候，由于捕猎的区域过于广阔，深入动物栖息的环境中出现补给困难，捕猎者就直接剥下旱獭的皮毛，将旱獭肉作为食物来源。几年前，就已经发生过疾病在捕猎者中流行的情况，但由于人数不多而未引起注意。

旱獭被怀疑的另一个重要原因，与它自身的生活习性和人类活动有关联。旱獭在蒙古高原以及中亚平原甚至沙漠中生活，冬天来临就开始进入冬眠阶段，等春天苏醒之后便开始重新挖洞筑窝。由于旱獭在筑窝时会与之前的洞穴交错，在这个过程中，如果健康旱獭接触冬季病死的旱獭，就可能被鼠疫杆菌感染。

有经验的猎户通常不会去寻找旱獭的窝，而是在旱獭露天觅食过程中捕猎它们，或者在靠近洞穴的地方设下动物捕获机关。所以，他们捕获的多是能够自由活动的健康旱獭，草原上很少发生猎户得病死亡的事件。

那些追逐皮毛交易的商人往往会去寻找旱獭的窝，并从窝中捕获它们。由于在窝中的旱獭可能已经染病，这些人面临很大的感染疾病的风险。他们在获取旱獭皮毛后来到市集，发生频繁的人群流动和交易接触，并且为了省钱他们居住在客栈的拥挤房间里。到处堆积的旱獭皮毛、不通风的居住环境，都成为非常适合传染病流行的条件。

当疾病开始随感染者沿着交通线进入城镇后，鼠疫杆菌也适应了城镇里的环境。零下 30 摄氏度的低温，不仅仅是限制了野外的动物活动，城镇中的居民也因寒冷而困在家中。中国城镇居民中的大多数是劳工，简陋而异常拥挤的居住环境和不良的卫生状况，使防疫所面临的挑战更为严峻，因为肺鼠疫通过人与人之间传播。

过去的经验，使人们怀疑这种疾病的传播者是老鼠。中国在奉天就检测过 13 000 只家鼠，然而却未发现任何线索和证据。在傅家甸的现场实际调查和科学事实，证实了肺鼠疫传播途径是人传人，也正是基于这样的事实依据，采取了包括临时征用火车车厢隔离患者和火葬病死者等防疫管控措施。

在此次鼠疫防控的过程中，中国人突破了偏见和旧俗成功防疫，成为我国近代医学标志性事件。1927年，国际联盟卫生组织授予伍连德"鼠疫专家"称号。1935年，伍连德因"在肺鼠疫防治实践与研究上的杰出成就及发现旱獭在其传播中的作用"被提名为诺贝尔生理学或医学奖候选人。

正如他在大会主席报告中所言："科学能够拯救生命，并免除民族之灾难。"

第五章
证病律

1982 年 3 月 24 日，在纪念科赫发现结核分枝杆菌（*Mycobacterium tuberculosis*）一百周年之际，世界卫生组织和国际防痨和肺病联合会共同倡议，将每年 3 月 24 日定为"世界防治结核病日"，以纪念德国科学家罗伯特·科赫，并提醒公众关注和重视结核病的防治。

科赫是一位细菌学家。1882 年 3 月 24 日，科赫宣布发现结核分枝杆菌是导致结核病的病原菌，人类从此开启了对抗结核病的艰辛历程。尽管过去了一百多年，20 世纪 90 年代以来，结核病却再度在全球范围内流行。

1993 年，世界卫生组织宣布全球处于结核病紧急状态。1995 年底，世界卫生组织等国际组织发出警示——全球结核病防治形势依然严峻，以提高世界防治结核病日的影响力。

在 19 世纪末，人们已经认识到细菌可能引起疾病。如何去验证这个设想？科赫从科学实践中提炼出了一项开创性的"证病律"原则，这个证病律就是"科赫法则"。

科赫法则包括四条：

一、在每一病例中都出现相同的微生物，且其在健康者体内不存在；

二、可从宿主分离出这样的微生物并在培养基中得到纯培养；

三、用这种微生物的纯培养物接种健康而敏感的宿主，同样的疾病会重复发生；

四、从试验发病的宿主中，能再度分离培养出这种微生物。

满足以上四个条件，就可以确认某种微生物为对应疾病的病原。

这条经典法则的提出，不仅仅是科赫开展细菌研究的理论成果，更是指导发现致病微生物的思想武器。遵循这一法则，科学家揭示了隐藏在疾病中的无形"杀手"。它提出之后细菌学进入了一个蓬勃发展时期，人类在探索微观世界的道路上奔跑了起来。

科赫的一生在微生物领域取得了许多卓越的成就。他是第一个确证传染病是由微生物感染造成的人。他证明了某种特定的微生物是某种特定疾病的病原，如在牛脾脏中发现引起炭疽的细菌，当把这种细菌移种到老鼠体内，老鼠感染炭疽，并在相互之间传播，且从病鼠体内可重新得到和牛脾脏中相同的细菌。

他发明了用血清在动物体外培养细菌的技术方法，发现了引起肺结核的结核分枝杆菌，并发现了引起霍乱的霍乱弧菌。科赫还研究了鼠疫和昏睡病，发现了虱子和一种舌蝇分别是传播这两种疾病的重要媒介。

当某种细菌病原感染动物和人的时候，固然可以从体内分离出细菌，或者通过小鼠作为感染动物，来验证致病病原和传染病的因果关系；然而，要更加深入地研究该细菌本身，就需要有一种简单方便的方法。如果能够在动物体外培养细菌，就可以大大提升研究效率和水平，因而建立培养细菌的技术方法尤为关键。

一种简便的细菌培养方法，在科赫的手中诞生了。一个圆形的平板器皿，一份营养丰富的肉汤和一块可熔可塑的凝固琼脂，很快成为体外细菌培养的国际标准。

科赫用一根纤细的金属丝，将细菌培养液轻轻地划在琼脂平面上，然后盖上圆形平皿玻璃盖，防止环境中的微生物污染。这些细菌在含有肉汤的琼脂表面生长，渐渐地形成了连肉眼也能看到的点点菌落。由于固体琼脂限制了细菌的移动范围，所以经过多次操作可以得到某种细菌的纯培养物。

这种培养细菌的方法被称为"固体培养法"，它不仅能获得某种细菌的纯培养菌株，而且更便于科学家深入研究这种细菌的特性和功能。它奠定了现代细菌体外培养的技术体系，至今仍然是微生物学研究的重要基石之一。

科赫凭借在细菌学领域的巨大贡献，获得诺贝尔生理学或医学奖、德国皇冠勋章，成为英国皇家学会会员、法国科学院院士，是微生物"黄金时代"与法国科学家路易·巴斯德（Louis Pasteur）一样享誉全球的"巨擘"。

第六章
芽孢的阴谋

　　1843 年 12 月 11 日，科赫生于德意志萨克森的矿产资源丰富的克劳斯塔尔。他是个矿工家庭的儿子，一共有 13 个兄弟姐妹。据说在他 7 岁那年，当地的一位牧师因病去世，科赫对于疾病真相的追问就已经开始萌芽："疾病难道就无法医治吗？"

　　科赫在中学时期，表现出对生物知识的浓厚兴趣。他 19 岁考入哥廷根大学，四年时光钻研医学，成为医学博士。之后，他秉承"为全人类之福祉"的医学理念，开启了自己的医生生涯。

　　1867 年，科赫在汉堡作为住院医生工作了一段时间后，自己开办了个人诊所。随后，他移居到东普鲁士成为一名外科医生，却遭遇了震动欧洲的普法战争。

　　人们都在谈论着欧洲和世界的格局巨变，动荡的时局和快速崛起的德意志，到处都是雄心勃勃想要建功立业的年轻人。身处东普鲁士小镇的科赫医生，却面临着一场瘟疫的考验。在小镇和乡下，一场炭疽正在蔓延，牲畜大量死亡。

炭疽是由炭疽杆菌（*Bacillus anthracis*）引起的人畜共患病，主要在食草动物，如羊、牛、马、骆驼、鹿等牲畜群落中发生，是一种急性、可致命的传染病。

人接触到患病的牲畜或被污染的皮毛、土壤、水源，或食用染病牲畜的肉类制品，也会被感染。吸入含炭疽菌芽孢的气溶胶或尘埃，同样会导致人感染炭疽。

人体最常见的炭疽感染是皮肤炭疽。患者通常有皮肤溃疡和出现黑痂，皮肤颜色呈木炭般黑色，因而被称为炭疽。疫病发生地的牧民、兽医，还有屠宰场、皮毛加工厂的工人，由于接触被感染动物的机会多，很容易患皮肤炭疽。因此，这种疾病有时也被称为"剪毛工病"。

身处疫区的人也可能通过呼吸感染肺炭疽。即使没有从事农业、畜牧业和相关行业，吃了那些染病牲畜的肉，或者饮用被污染的奶类、水，也有可能患上肠炭疽。

无奈之余，人们自言自语地抱怨："难道我们的田地，遭到了上天的诅咒吗？"医生们束手无策，找不到炭疽起因。

在 1863 年，法国科学家卡西米里－约瑟夫·达韦纳（Casimir-Joseph Davaine）就提出炭疽可以在牛与牛之间传染。科赫找来一些死于炭疽的牛、羊的血液，在显微镜的视野下，他仔细地观察到了会动的棒状细菌。接着，科赫将从病死牛的脾脏中找到的细菌接种到健康的小鼠体内，发现小鼠很快就感染上炭疽，随后他又从小鼠体内分离出了相同的细菌。

看来，这种细菌就是引起炭疽的病原。科赫紧接着在体外培养这种细菌，在与牛体温相同的条件下，用固体培养法第一次培养和分离出了炭疽的元凶——炭疽杆菌。

炭疽杆菌竟然还有一项隐藏技能！病死牛血中的炭疽杆菌，在没有培养物的环境中难以存活，但是一些炭疽杆菌形态发生变化，形成了一个球形保护层把自己裹了起来，这就是炭疽杆菌的芽孢。炭疽杆菌一旦变身成为芽孢，就具备了强大的环境适应性。

炭疽杆菌的芽孢能抵御恶劣环境，甚至是缺氧的环境；然而，当周围环境利于细菌生长时，芽孢又恢复成普通的炭疽杆菌，此时再用它去感染小白鼠，仍能使其患上炭疽。

不仅如此，炭疽杆菌的芽孢长时间埋藏于土壤中并不会失去活性，而只是暂时潜伏了起来。"炭疽杆菌—炭疽芽孢—炭疽杆菌"这个特殊的细菌生活特征被揭示，终于解开了人们对炭疽流行的困惑。

1876 年，科赫来到布雷斯劳大学，公开进行了三天的现场试验。他是那样地充满信心，在教授们和学生们的注视下，严谨细致地展示炭疽杆菌的特征和细菌致病的事实。

眼见如此科学缜密的试验设计，如此清晰明确的试验结果，在场的所有人都为这一发现而感到兴奋不已。这次试验向全人类昭示了一个惊心动魄的真相——微生物致病学说从此不再是有争论的疑点，而是有铁证的科学发现！

第七章
"白色瘟疫"现真身

1880 年，科赫在位于柏林的德国卫生署工作，拥有了较好的实验室条件和研究资源。1881 年，科赫赴伦敦参加国际医学会议，会议讨论了结核病在全世界流行的情况。他在报告中说："在我们所处的这个时代，死于结核病的人占全部死亡人数的七分之一，已经超过了造成世界或地区大流行的鼠疫和霍乱。"科赫决定将找出结核病病原作为自己的下一个目标。

科赫在研究结核病死亡者的肺部时，没有找到致病菌，但当他把病肺磨碎后涂抹在小鼠和兔子身上，却使得这些动物感染了结核病。如此反复的试验结果，使他意识到结核病病原在显微镜下很可能是透明的，必须染色才能观察到。

于是，他用各种染料开展染色试验，并不断尝试各种染色方法，终于在第 271 号样品中发现了染上蓝色素呈细棒状的结核分枝杆菌。然后，他又用血清培养基培养结核分枝杆菌，最终获得了人工培养的结核菌苗。

科赫将结核分枝杆菌制成悬液，注射到豚鼠腹腔内，豚鼠因此感染了结核病，并在 4~6 周后死亡。这证实了结核分枝杆菌是结核病病原。

在发现了结核分枝杆菌之后，科赫又证实了结核分枝杆菌会引起动物或人产生相同症状，提出结核病的传播途径是空气和接触。人类为了能够征服结核病，首先要尽可能封锁结核分枝杆菌的传播来源，其中最重要就是结核病患者的痰。

在他的试验记录中，一共研究了 98 例人类结核病病例、34 例动物结核病病例，接种了 496 只实验动物，获得了 43 份细菌纯培养菌株。

1882 年 3 月 24 日，科赫在柏林生理学会会议上宣布了结核分枝杆菌的发现。在他的报告结束后，极为安静的会场爆发出了雷鸣般的掌声和欢呼。4 月 10 日，他在《柏林临床医学期刊》上正式发表了论文《结核病病原学》。

随后，科赫再次投入到结核分枝杆菌特性和结核病病理研究中。他发现的豚鼠感染结核分枝杆菌的不同时期，即原发感染与继发感染呈现出不同反应，被称为"科赫现象"。

1890 年 11 月，科赫研制出了一种可以预防和治疗结核病的培养产物，他将这种结核分枝杆菌培养液的过滤产物称为结核菌素。这一成果为基于减毒结核分枝杆菌所制成的卡介苗提供了线索。

第八章

圣河"霍"水

在 19 世纪 80 年代以后，科赫有近 20 年的岁月在世界各地奔走，足迹到达过埃及、印度、东非、南非等许多地方。此时的东方，许多国家和地区正在流行一种可怕的传染病——霍乱（cholera）。

霍乱是由霍乱弧菌（*Vibrio cholerae*）引起的急性腹泻性传染病，被我国列为两种甲类传染病之一。霍乱患者前期典型表现为腹泻，霍乱弧菌产生的霍乱毒素造成人体大量脱水，严重者导致死亡。

1883 年，埃及暴发了霍乱疫情。德国和法国收到了埃及的紧急求援，于是派遣医疗队赴埃及亚历山大港。德国的一支医疗队由科赫率领，他一到埃及就开始了尸检工作和细菌研究，发现死者肠黏膜上有一种很特别的细菌。经过一个月调查，当科赫他们已经快要接近引起霍乱的病因时，埃及的霍乱疫情却过去了。

此前，霍乱是从印度发源，并经由阿富汗、埃及等地传播到欧洲南部的。于是，科赫率领医疗队转而去了印度加尔各答，在当地医学院实验室中继续开展研究。

　　1884 年，在检查了几十具死于霍乱的尸体之后，科赫发现了与埃及霍乱死者体内相同的细菌，并获得了纯培养菌株。这种细菌在被污染的潮湿亚麻布上或湿润的土壤中繁殖，对干燥和弱酸溶液非常敏感。这些既不是杆状也不是球状，而是呈现出弧形的细菌，可以从病患者肠道中分离到。

　　医疗队员们走出实验室，调查当地的环境和卫生情况，发现人们生活在非常拥挤和嘈杂的环境中，饮用水源得不到卫生保障，街道和村落的卫生条件更是糟糕。在水源和生活环境中，都有霍乱弧菌的踪迹，这里人们生活必不可少的饮水和食物等，都是导致霍乱疫情暴发的危险因素。

　　结束对霍乱暴发原因的调查后，科赫率医疗队回到欧洲，向德国政府报告了霍乱疫情情况，并提出采取强制公共卫生措施应对可能的疾病暴发。于是，政府发布了严厉的防控霍乱传播条例，有效防范了霍乱的威胁。

　　自 1817 年开始，霍乱在全世界范围内共暴发七次大流行，从 1817 年到 1896 年共有五次大规模暴发，流行范围从印度扩展到整个亚欧大陆，疫情还波及非洲和美洲，造成了全球性灾难。最近的一次被称为第七次世界大流行的疫情始于 1961 年，至今仍在蔓延。研究人员估计，在世界范围内霍乱每年导致 130 万～400 万例病例，2.1 万～14.3 万人死亡。

　　第一次霍乱大流行暴发的起因是食用受污染的大米。疫情沿着贸易路线迅速从印度蔓延到泰国、印度尼西亚和菲律宾，后经船上感染者传播到中国以及日本。1821年，从印度到阿曼的英国军队把霍乱带到波斯湾地区，一直蔓延到欧洲。

第三次霍乱大流行是非常致命的一次，细菌感染地区遍布亚洲、欧洲、北美洲和非洲，仅在英国就造成了23 000多人死亡。

进入21世纪，霍乱在印度、伊朗、越南、尼日利亚、伊拉克、肯尼亚、海地、古巴等国家都有发生。

第一次霍乱大流行为什么会在印度暴发呢？疫情发生的关键就是恒河。作为印度文明的发源地之一，全长2 500多公里的恒河享有"圣河"的美誉。在每年春季举行的沐浴节中，数十万人会泡在恒河里，净化身体和心灵。

虔诚的教徒将死者骨灰撒入河中，祈望以此方式升华灵魂，更有甚者会将尸体直接置于水中。正因如此，恒河水被大量细菌污染，水质也变得非常恶劣。在这样的环境下，印度恒河流域暴发了霍乱大流行。

科赫率领的医疗队，成功地分离鉴定了霍乱弧菌，并提出了科学有效的霍乱疫情防控方案，遏制了细菌气势汹汹的传播蔓延。当他返回德国，受到了如英雄凯旋般的欢迎。

1890年4月，德意志帝国议会任命科赫担任新成立的传染病研究所所长。

第九章
瘟疫克星

　　为表彰罗伯特·科赫在发现结核分枝杆菌和控制结核病领域所做出的杰出贡献，1905 年诺贝尔生理学或医学奖授予了他。他的一生是与致病细菌战斗的一生，他用投身于细菌研究的科学实践，提出了证明病原与特定疾病关系的"科赫法则"，被誉为"细菌学之父"，被冠以"瘟疫克星"的称号。

　　在"科赫法则"引导下，19 世纪 70 年代至 20 世纪 20 年代成为人类发现病原细菌的鼎盛时代。1883 年和 1884 年，两位科学家各自独立地发现了白喉棒状杆菌（*Corynebacterium diphtheriae*）；1884 年，伤寒杆菌被发现；1894 年，鼠疫杆菌被发现；1897 年，痢疾杆菌被发现⋯⋯。在此期间人类还先后发现了原生动物、放线菌等微生物。更加难能可贵的是，病毒这一概念也在这一时期首次被科学家提出，并于 20 世纪 30 年代被电子显微镜捕捉到其真身。

　　科赫创立的研究细菌的技术方法一直沿用至今，为微生物学发展成生命科学的重要领域之一奠定了坚实基础。他对于显微摄影技术的贡献，以及发明病原分离和纯培养技术、微生物培养基技术、生物染色技术等都是开创性突破。

1910 年，科赫在柏林科学院的一次关于结核病的讲座后心脏病突然发作，不久这位德国科学家辞世。科赫逝世后，德国传染病研究所更名为罗伯特·科赫研究所（Robert Koch Institute，RKI），它至今仍是全球顶级传染病研究机构。当这位科学巨匠离世时，陪伴他的是一台珍贵的显微镜。

在开办自己的诊所时，为了能够更好地救治患者，科赫一边救治病人，一边做试验研究疾病。

刚开始，他在诊所内侧布置了一张简易桌子，但是这样常常会影响正常工作，不久后他妻子在诊室后整理出一间简易的实验室。实验室许多仪器都靠科赫自己亲自动手制作。当时，微生物学方兴未艾，许多先进理念和发现不断涌现，许多发现都预示了这些"精灵"或许就是破解疾病之谜的"金钥匙"。

1872 年 12 月 11 日，29 岁的科赫收到了他最宝贵的生日礼物——一台精美的显微镜。为了准备这份心意，他的妻子埃米（Emmy）几乎花掉了所有积蓄。这台显微镜让科赫倍感振奋，从此更加投入对微观世界的研究，他的发现让人类认识了一个一直与我们共存的生命形态。

科赫开展细菌研究非常严谨，为了证明引起炭疽的真凶是炭疽杆菌，他就把这种细菌分离出来，然后确认其生长繁殖和引起疾病的全过程。如何能够培养细菌，是他面临的首要问题，其次就是如何能够从细菌群中获得纯培养菌株，

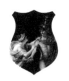

这些都需要一个切实可行的解决办法。

当时，马铃薯已经是人们餐桌上的主要食物，既然人能吃饱，想必细菌也不会饿吧？科赫尝试在马铃薯片上面培养细菌。可是，炭疽杆菌似乎比较挑食，总是生长得不够充分。这可真让人伤脑筋。

自己切的马铃薯不好吃，妻子做的肉汤总该好喝吧？果不其然，细菌在肉汤里面长得可好了。

接下来要解决细菌纯培养的难题了，虽然在肉汤中炭疽杆菌生长得很好，但是细菌们同吃同住，在一碗汤里彼此不分。什么样的培养基，既像液体又像固体呢？科赫老是被这个问题所困扰，他的妻子埃米想到了琼脂。

科赫立刻行动起来，把琼脂熔化以后，加入肉汤培养液里，等待培养液慢慢凝固就制成了固体培养基。细菌既可以吸收肉汤营养，长得又快又多，又彼此形成点点菌落或菌群。科赫再从这些菌群中挑取样本，经筛选稀释后让其继续在固体培养基上生长，终于成功获得了炭疽杆菌纯培养菌株。

1881 年，科赫在国际医学会议上做了关于纯种细菌培养的报告和实验。巴斯德在听取报告和亲自用显微镜观察后，肯定了科赫的工作，评价这是"一项伟大的进展"。

科赫到柏林工作后，通过细菌染色技术发现了结核分枝杆菌。尽管动物实验结果已经非常明确，但科赫并未急于公布结核病病原的发现。直到成功获得结核分枝杆菌纯培养菌株，并完成了自己一直秉承的"证病律"理念，他才在1882年的柏林生理学会会议上正式公布这项研究成果。

炭疽杆菌、霍乱弧菌、结核分枝杆菌的发现，让人们认识到病原细菌引起特定传染病；开创细菌摄像术、发明蒸汽杀菌法、提出霍乱预防法、发现鼠蚤传播鼠疫，使人们了解如何防控传染病；"科赫法则"引导了科学家发现致病微生物的大时代，成为现代微生物学的理论基石之一。

自1891年起，科赫领导的传染病研究所涌现出一大批细菌学、医学和公共卫生领域的杰出代表，如贝林、埃尔利希、北里柴三郎、耶尔森和伍连德。时至今日，罗伯特·科赫研究所作为德国国立卫生研究所，仍与法国巴斯德研究所在全球范围内共享盛名。

第十章
"魔高一尺 道高一丈"

在全球人口激增与环境生态变化中，新发、突发传染病在过去四十年频发。如何快速有效应对疾病威胁和健康危机，首要的乃是传染病病原分离和鉴定。谁是我们的敌人？这是一个必须要弄清楚的问题。

"科赫法则"被用以确定某种微生物与特定传染病之间的因果关系。一百多年前，科赫按照法则的四个条件证实了炭疽杆菌和结核分枝杆菌分别引起炭疽和结核病。从那时起，传染病病原学不再是零散的发现，而是犹如指引大海中航船的灯塔，人类对传染病认识和防治进入快速发展期。

科赫自己也已意识到，某些病原体确实引发了传染病，却并不完全满足法则所有条件。

对于法则第一条，霍乱弧菌从病人和健康人体内都能分离，这是由于无症状携带或隐性感染病原是许多传染病的共同特点；此外，脊髓灰质炎病毒（poliovirus）仅在约1%的病毒感染者中引起瘫痪。

对于法则第三条，个体对病原敏感性有差别，比如人们对霍乱、结核病等疾病的抵抗力有强有弱，甚至某些人对导致艾滋病的人类免疫缺陷病毒（human immunodeficiency virus，HIV）具有遗传学上的天然免疫能力。

对于法则第二条和第四条，一些病毒不适于在体外培养的细胞中复制，或者难以找到合适培养或者感染的动物模型，如丙型肝炎病毒（hepatitis C virus，HCV）或者朊病毒（prion）等特殊情况。

"科赫法则"是一套非常严格的证病方法，更是一个确证病原和传染病关系的理论体系。这个理论本身是一套严谨缜密的论证思想，虽然在具体科学实践中，会有不完全符合这个法则的情况，但仍需遵循法则的基本原则。

水痘–带状疱疹病毒（varicella-zoster virus，VZV）感染可能会导致水痘或者带状疱疹，肺炎链球菌（*Streptococcus pneumoniae*）、冠状病毒（*Coronavirus*）、流行性感冒病毒（influenza virus）都会引起感冒症状。

后基因组时代的分析生物技术突飞猛进，聚合酶链反应、微芯片、高通量测序等先进方法，提供了更快捷、高灵敏、高通量的技术进行微生物病原侦测，包括检测可能含有的微生物的基因序列数据信息，甚至尚未发生疾病时检测出的极少量病毒。

通过建立鉴定感染宿主或病原微生物的基因序列数据库，将数据库中已完成测序的生物基因组序列信息，与检测对象或环境样品的基因序列进行比对，就能初步判断样品所含的已知或未知病原信息。

急性传染病病原鉴定相对比较简单，慢性传染病病原鉴定可能涉及间接致病等影响因素，常常需要结合流行病学和综合分析，佐以核酸、抗原、抗体反应等方法来实现。

美国斯坦福大学戴维·雷尔曼（David Relman）等人提出了分子生物学层面的核酸版"科赫法则"：

一、病原核酸序列应该出现在特定传染病大多数病例中，已知患病器官或明显解剖部位应发现该微生物核酸，与相应疾病无关器官不会发现微生物核酸。

二、未患病宿主或组织中，与病原相关的核酸序列拷贝数应较少或完全检测不到。

三、随着疾病缓解，与病原体相关的核酸序列拷贝数应减少或检测不到；如果在临床上疾病复发，则应发生相反的情况。

四、当序列检测结果预示疾病将发生，或序列拷贝数与疾病严重程度具有相关性，该序列病原与疾病极可能构成因果关系。

五、从现有序列推断出的微生物特性，应符合该生物类群已知生物学特性。

六、在细胞水平验证患病组织与微生物关系，用核酸探测显示发生组织病理变化的特定区域，以证明微生物存在及其存在区域。

七、以序列分析为基础获得的以上证据和结果应可重复获得。

这是"科赫法则"应用于分子生物学检测方法的一个例证，可以据此法则延伸或推导出病原鉴定的免疫学等领域的新技术、新方法。

简单地去套用某种理论或方法不是科学的态度，更不能反映科学规律。"科赫法则"虽简要却严谨地为我们提供了一种客观循证的科学思维——从疾病寻找问题，用事实验证答案。

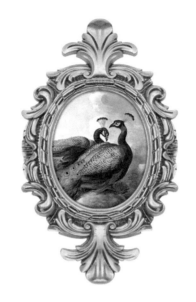

际遇·金苹果

　　"一只金苹果的奉献考验着正在山坡上牧羊的帕
里斯，三位女神将分别赐予其意想不到的能力。"

　　——从青霉素的发现到应用，科学家攻克一个又
一个难题，卓越成就的取得绝不是一朝一夕之功。

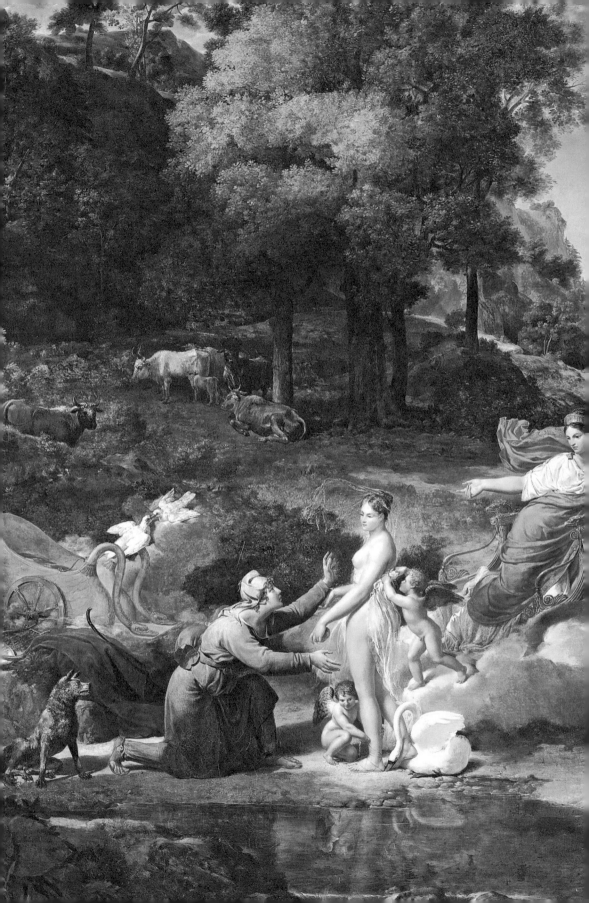

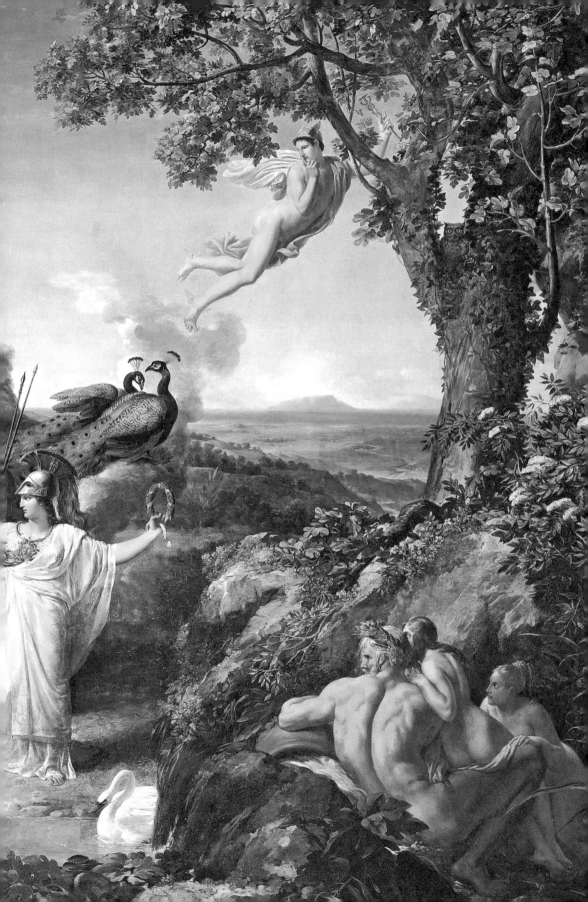

第十一章
唯快不破的手术剧院

古希腊时期，西方医学奠基人希波克拉底认为，在火、水、风和土四个元素构成一切万物的理论体系下，与之对应人体也由血液、黏液、黄胆汁和黑胆汁四种体液组成，分别产生于心、脑、肝和胃四个器官。

根据这个理念，健康的人如果生病，意味着四种体液失衡，去除过量的体液是一种很重要的治疗方法。放血疗法即由此而来。理发店的三色标牌中，红色代表动脉血液，蓝色代表静脉血液，白色代表包扎纱布。旧时的理发师不仅给客人设计新潮发型，还是身体保健护理的一把刀。

1685年，英国国王查理二世轻微中风，宫廷一共动用了12名御医给国王放血治疗。他们切开国王的左肩膀、颈静脉等部位，用各种手段总共放了700毫升的血。放血治疗持续整整5天后，国王驾崩。

1799年，美国总统华盛顿骑马后觉得喉咙不舒服，医生们立刻开始给总统放血治疗。经过多次共达2 300毫升的放血后，总统最终也没能够跨过这道坎，溘然长逝。

在人们还没有意识到微生物的存在，以及它们会导致疾病之前，感染是医学界所面临的一个难以逾越的障碍。如果患者发生全身或者器官感染，医生能做的便是让家人祈祷奇迹出现；如果是肢体或者局部感染，为了能够阻止病灶扩大，"弃卒保帅"常常作为续命首选。

在没有麻醉和消毒技术的条件下，病人要承受极大的痛苦，而医生必须具备强大的心理素质，并且身怀唯快不破的"武功绝技"。医生切掉一只胳膊或者一条腿的速度越快，感染概率就越低，病人所受切肤之痛时间也越短。曾有一个死亡率300%的手术传说，一名医生为求手术速度，竟将自己助手和另一名观摩医生误伤，一场手术下来，患者、助手、观摩者均因感染不治身亡。

在手术过程中，医生观摩是一种常态化模式，被称为"手术剧院"（operating theater）。观摩者围绕着中央手术台，主治医生迅速切除患者感染部位，有时观摩者不禁发出阵阵赞叹！

在结束手术后，医生用烧得通红的烙铁烫在伤口处以防感染，却成效甚微，伤口往往会化脓。不过，当时认为伤口流出脓液，正是放血疗法的另一种表现：化脓是为了排出浓汁，恢复身体液体平衡，是一件值得称道的事情。

19世纪中叶，匈牙利产科医师伊格纳茨·菲利普·泽梅尔魏斯（Ignaz Philipp Semmelweis）通过长期观察和实践，开始推广接生之前用漂白粉（次氯酸钙）溶液洗手，使得产褥热病死率骤降至不足 2%；而后，泽梅尔魏斯用漂白粉清洗手术器械，更使产褥热病死率进一步降低到不足 1%。他因此成为开创现代产科消毒技术的先驱。

约瑟夫·李斯特（Joseph Lister）是一名英国外科医师。他在诊治患者的过程中发现，通常皮肤完好的骨折病人不易发生感染，并由此推测术后伤口感染是由身体外部环境所引起。

1865 年，李斯特受到法国科学家巴斯德微生物致病学说启发，认为手术感染的主要原因是由细菌导致的，如能在手术中实施有效的杀菌处置，就能够防止或降低手术感染率。

苯酚（石炭酸），一种具有杀菌活性的化学制剂，被李斯特作为手术灭菌剂。他建立了一套手术操作灭菌技术方法，用苯酚作为消毒剂清洗手术器具，在手术室墙壁上和空气中喷洒消毒剂，用消毒后的纱布包扎创口，并强调手术医师做好手部和衣服消毒清洁等。这套方法被称为"李斯特外科消毒法"。

1867 年，李斯特在《柳叶刀》上发表论文公布这项医学成果。此后 10 年间，外科手术后死亡率从 45% 降到 15%。特别是 1870 年欧洲爆发普法战争，"李斯特外科消毒法"在残酷的战场上得到了实践验证，其中有关外科无菌操作的方法和大部分消毒原则至今仍在手术中沿用。

20 世纪初期爆发的第一次世界大战中，死亡人数超过1 000 万，其中约一半是由于创口感染所致。尽管消毒剂能够在创口表面杀死细菌，但是细菌一旦进入身体内部，消毒剂也就起效甚微了。有时，军医们在处置创口过程中，试图把消毒剂深入创面中，反倒会破坏和影响人体自身抗菌功能，使病情加速恶化。

尽管战场环境泥泞、卫生条件恶劣，一支英国军医小组仍设法尽可能地救治伤员、挽救生命。为避免消毒剂对身体的附加伤害，他们使用浓盐水处理创口表面。他们改进了抗凝和凝血技术，成功为伤员输血救治，还发现了战地医院交叉感染现象，并提出应对意见。

战争结束后，这支医疗队回到了英国，其中一名队员继续在伦敦大学圣玛丽医学院细菌实验室工作，并开始了对葡萄球菌的研究。这是一种在环境中广泛分布的致病菌，也是引起人体严重感染的狠角色，是人类攻克细菌感染的"关键大反派"。

这名医疗队队员就是亚历山大·弗莱明（Alexander Fleming）。

第十二章
"打劫眼泪"的科学家

1921 年 11 月的一天，弗莱明感冒了。

他把鼻涕滴在了葡萄球菌培养基上。两周之后，在清洁前查看细菌培育皿的时候，弗莱明忽然发现，分布着大量葡萄球菌群落的培育基上，之前被滴上了鼻涕的位置没有发现葡萄球菌群落，而是呈现出一种类似半透明状态的群落。

弗莱明设想这或许是鼻腔黏液里的一种新球菌，于是他把这种来源身体的未知对象以自己名字的缩写命名为"A.F. 球菌"。不过没多久他就发现闹了一场乌龙事件，这种物质并不是一种细菌，而是细菌溶化留下的一摊痕迹。

弗莱明进一步研究发现，人的体液和分泌物中都含有一种物质，蛋白质沉淀剂可以损坏它的抗菌功能，他推测这种物质是酶类。经过多次试验后，他发现人体自然分泌的这种酶可以溶解细菌，而且对自身没有任何伤害。于是，溶菌酶（lysozyme）这个概念便被提了出来。

溶菌酶是由一百多个氨基酸组成的小分子蛋白质，广泛存在于人体组织，以及哺乳动物的泪水、唾液、乳汁、血液等中，在鸟类的蛋清中含量最丰富，是一种天然抗感染物质。

这种酶对枯草杆菌、地衣芽孢杆菌等具有抗菌功效，适合用于各类食品防腐，还可以用于杀死肠道球菌，降低致病菌对肠胃道侵袭。在生物工程应用中，溶菌酶还可用以制造酶、核酸和肽等生物产品。

弗莱明为了获得更多溶菌酶，不惜用酸柠檬汁逼出自己和他人的眼泪，以至于同事们见到他就纷纷躲避，甚至有人将他"打劫眼泪"的漫画登上了报纸。一计不成又生一计，弗莱明又开始"收购眼泪"，以每次三便士的价格向工人们购买眼泪，但尽管收购计划效果不错，却仍然难以满足溶菌酶试验的用量。

1922 年 1 月，弗莱明发现鸡蛋清中有活性很强的溶菌酶，这才缓解了溶菌酶来源危机，圣玛丽医学院的伙伴们也终于松了一口气。

弗莱明发表了论文宣布发现溶酶菌的研究成果。可是后来，他的研究团队在对溶菌酶持续做了七年研究后，意识到这种酶的杀菌能力并不太强，对多种细菌都没有作用，特别是对主要导致人体感染的细菌。

这样的研究结果难免令人有点儿惆怅。

第十三章

染料大本营

1932 年，德国生物化学家格哈德·约翰内斯·保罗·多马克（Gerhard Johannes Paul Domagk）在试验中发现，一种名为百浪多息（Prontosil）的红色染料对感染溶血性链球菌的小鼠具有很好的疗效，并且在兔、狗身上进行的试验也相继获得了成功。不仅如此，多马克的女儿因感染链球菌引发败血症而生命垂危，他尝试使用百浪多息治疗，终于使自己的女儿重获新生。

1935 年夏天，法国科学家埃内斯特·富尔诺（Ernest Fourneau）在实验室探究百浪多息的药物抗菌功效，发现百浪多息在体内才能杀死链球菌，而在体外环境中却不能发挥杀菌功效。富尔诺据此推测，百浪多息在体内环境才释放一种有抗菌效果的成分，于是他开始对百浪多息有效成分开展研究，并成功分解出了一种物质——氨苯磺胺。

这一化合物在 1908 年就合成出来了，这次被发掘出抗菌功效，使其在沉寂了近三十年之后名声大噪。1937 年"磺胺吡啶"问世，1939 年"磺胺噻唑"问世，1941 年"磺胺嘧啶"问世，蒸蒸日上的化学工业，使得磺胺类药物这一抗菌家族大放异彩！

　　磺胺是一类化学合成物质，通常呈白色颗粒或粉末状结晶。在工业生产领域，磺胺用于亚硝酸盐的测定，以及生化研究有机合成等。磺胺类药物对溶血性链球菌、脑膜炎球菌的抗菌作用强，是世界上第一类抗菌药物。但是由于磺胺类药物自身毒性大，目前在临床上只作为备选内服药物，可作为外用药剂或软膏用以治疗创伤感染。

　　1936 年，美国罗斯福总统的儿子感染了链球菌，通过磺胺类药物的抗菌治疗遏制了急剧恶化的病情。由此，磺胺药物迅速在美国推广，并掀起了世界各国使用磺胺类药物对抗感染的医学热潮。

　　1939 年，多马克因发现有效对抗细菌感染药物，获得诺贝尔生理学或医学奖。磺胺类药物在临床上拥有广泛抗菌谱，目前仍是仅次于抗生素的一大类抗菌药物。

第十四章
有点儿意思的青霉菌

　　1928 年 9 月，天气渐凉。弗莱明结束了暑假，回到伦敦大学圣玛丽医学院。正当他收拾堆在实验室角落里的培养基时，发现其中一个葡萄球菌的培养基被青霉菌污染，而青霉菌周围一圈的葡萄球菌都被杀死了。

　　葡萄球菌是引起人体感染的重要致病菌，弗莱明从病患脓液中搜集并分离出葡萄球菌，进行纯培养研究。实验中细菌培养基被环境所污染是常见现象，研究者们会处理掉被污染的培养物，重新开始培养实验。

　　"这真有趣啊！"弗莱明冒出了这样一句话。

　　说完这句话后，他并没有直接处理掉被污染的培养基，而是仔细研究这些在葡萄球菌中"特立独行"的青霉菌。他惊奇地发现，原来此处有过葡萄球菌生长的痕迹，现在却被青霉菌占领了它们原本的位置，葡萄球菌遭遇"克星"了。

　　这可能是一条重要的线索。弗莱明认真地用显微镜仔细观察，发现青霉菌确实能够抑制葡萄球菌生长。在这些青霉菌与葡萄球菌菌落邻近的区域，葡萄球菌似乎在刻意"躲避"青霉菌的"领地"，大约在 2 厘米的范围内就不敢再靠近了。

观察到这个现象以后弗莱明认为，青霉菌之所以能够抑制葡萄球菌的生长，并不是通过直接接触的方式，而可能是分泌了一种物质，这种物质渗入培养基中，给葡萄球菌划出一条"警戒线"，使葡萄球菌不敢进入这范围之内。这种由青霉菌分泌的物质就是大名鼎鼎的青霉素（penicillin）。

弗莱明培养了许多青霉菌，然后把它们的过滤液，以不同浓度梯度稀释以验证功效。他发现即使达到 1∶800 的稀释度，葡萄球菌仍然能被青霉素杀得望风而逃。此外，青霉素对于白喉棒状杆菌、炭疽菌、链球菌等也产生强效杀菌作用。试验的抗菌效果非常显著，结果令人振奋。

1928 年，弗莱明在圣玛丽医学院公布了这个发现。次年，弗莱明在《英国实验病理学杂志》上发表了论文《关于霉菌培养的杀菌作用》。弗莱明虽然发现了青霉素的抗菌功效，但是提取青霉素并不是一件容易的事。从实验室仅仅能够获取少量青霉素，几乎无法在实际医疗中投入使用，所以这项发现起初并没有引起人们的重视。

或许，这就只是在实验室里面描述的具有显著潜力的成果吧。

弗莱明没有找到能够把这项成果投入应用的机会，只能自己从青霉菌中提取纯化青霉素。这样的工作在一家医学院里开展，实在是太难了。通过进一步研究，他还发现青霉素不能被口服吸收，注射青霉素经过数小时的人体代谢，就会随尿液被排出体外。最重要的就是产量太低，无法满足治疗用药需求。

不过，暂时不能投入使用，那就继续探索未知吧，他的实验还在继续。弗莱明把青霉素作为一种菌种筛选药物，分离纯化青霉素敏感和非敏感菌种，开展青霉素不同敏感程度的细菌学基础研究。

1934 年，尽管不舍得放弃青霉素药物开发的念头，然而随着磺胺类抗菌药物的异军突起，弗莱明也开始向着这个热点方向挺进。

第十五章

二战之"绝密飞行"

弗莱明发现了青霉素,却与之渐行渐远。十年之后,英国牛津大学的霍华德·沃尔特·弗洛里(Howard Walter Florey)和恩斯特·鲍里斯·钱恩(Ernst Boris Chain)将这个发现重新赋予了拯救生命的时代荣耀。

弗洛里出生在澳大利亚,1921 年在阿德莱德大学获得硕士学位,1924 年又在牛津大学获得硕士学位。1925 年,他得到洛克菲勒基金会资助开始在美国的实验室开展为期一年的研究工作。1927 年,弗洛里在剑桥大学获得了病理学博士学位并留校任教。

1935 年,弗洛里回到牛津大学,成为牛津大学林肯学院的病理学教授和研究员。1939 年,弗洛里和钱恩从弗莱明发现青霉素的研究中,看到了其在临床医学领域的应用潜力,于是从青霉菌中提取了少量青霉素。

他们决定先在 8 只感染了链球菌的小鼠身上测试。试验设计了对照,一半小鼠注射了青霉素,另一半小鼠没有注射青霉素。试验结果差异显著,注射了青霉素的小鼠都成功活了下来。他们所开展的系列试验，还证实了青霉素对链球菌、白喉棒状杆菌等多种细菌感染的抗菌疗效。

1940 年，弗洛里和钱恩在《柳叶刀》上发表了研究成果，揭示了青霉素的生产、纯化以及动物实验的抗菌结果。尽管他们成功纯化了青霉素，并证实了青霉素的抗菌功能，但仍然面临着弗莱明十年之前所遇困境——产量不足！

青霉素仅靠实验室生产，根本无法满足临床应用。二战的爆发促使交战双方都非常重视抗菌药物开发，以挽救在战场上受伤和感染的人的性命，但战争使英国工业每况愈下，无力组织青霉素的工业化生产。

弗洛里在细菌学家查尔斯·汤姆（Charles Thom）的推荐下，抵达美国农业部北部地区研究实验室。这里有着规模化的微生物发酵设施和专业化研究人员。实验室青霉素团队成员安德鲁·杰克逊·莫耶（Andrew Jackson Moyer）很快就发现，通过向发酵培养基中添加玉米浆，能够大大提高青霉素产量。

1941 年，日本偷袭珍珠港导致美国参战，这更刺激了美国对青霉素投入使用的需求。在美国军方协助下，弗洛里从飞行员外出执行任务时带回的土壤中分离纯化菌种，青霉素产量从每立方厘米 2 单位提高到了每立方厘米 40 单位。

1943 年，北部地区研究实验室技术员玛丽·亨特（Mary Hunt）在农贸市场发现了一种生长在西瓜上的青霉菌。西瓜虽然已经因长霉而不能吃了，长的这些霉菌却生命力旺盛，它们使青霉素产量从每立方厘米 40 单位增至每立方厘米 200 单位。

在这个霉菌菌株的基础上，研究人员再将菌株暴露在 X 射线辐照下，分离纯化了一株超级青霉菌菌株，这株青霉菌菌株的发现使青霉素产量增加了 1 000 倍。

超级青霉菌菌株，加上新式巨型发酵罐，美国制药工业开启了青霉素大批量生产。1943 年 10 月，美国军方签订首批青霉素生产合同；1944 年，青霉素的药物供应已经足够满足所有参战盟军士兵的需求。

青霉素在二战期间备受青睐，极大降低了盟军士兵的伤亡。战后青霉素更是得到了广泛应用，拯救了全球不可计数的生命。

第十六章
"冻干"之旅

　　钱恩出生在德国柏林，他的父亲米夏埃尔·钱恩（Michael Chain）是一位化学家并开办了企业。青年时期钱恩经常会去父亲的实验室和工厂参观。1930年，钱恩从弗里德里希–威廉大学化学专业毕业，之后的三年在柏林沙里泰医院开展酶的研究工作。

　　1933年，钱恩移居英国，在剑桥生物化学学院由弗雷德里克·高兰·霍普金斯（Frederick Gowland Hopkins）指导学习研究磷脂类物质。1935年，牛津大学邀请钱恩到威廉·邓恩爵士病理学院工作。1939年，钱恩在一堆旧书之中找到了一篇十年前的文献，正是弗莱明在1929年发表的关于青霉素的论文。

　　经过系统地调查文献资料，弗洛里和钱恩决定，验证弗莱明的试验并攻克青霉素提纯的难关。这个牛津大学的研究团队，在学院找到了来自弗莱明的青霉素菌种，这似乎预示着一项伟大的壮举即将开启！

　　弗莱明尝试分离青霉素时，发现这种物质非常不稳定，其溶液在常温下会很快失去活性，而温度的升高会加速这一过程，所以用常规的加热蒸馏方法难以获取。钱恩想到可以不加热分离青霉素，把溶液降温冻结成固态，抽出空气使气压降低，使冻结溶液中的水升华。这种技术被称为冷冻干燥（freeze drying），也称冻干技术。

1811 年，约翰·莱斯利（John Leslie）通过减压，利用水的蒸发和升华制冰。1813 年，威廉·海德·沃拉斯顿（William Hyde Wollaston）向英国皇家学会演示了这一过程，但他俩都未想到利用升华进行干燥。最早有明确记录的冷冻干燥是，利昂·沙克尔（Leon Shackell）在 1909 年使用这种方法对抗毒素、菌种、狂犬病病毒和其他生物制品进行冻干保存，并取得了良好的效果。1927 年，法国发明家亨利·蒂瓦尔（Henri Tival）获得了冷冻干燥的第一项专利。

冷冻干燥的原理是，先将物料温度降至冰点，使物料中的水变为冰，再减压接近真空，让冰从固态直接变成气态，使物料失水干燥。冷冻干燥通常可以一次除去物料中 90%的水分，经过二次处理后全部水分可以降低到 1%。

冻干技术在食品业应用非常广泛，能够最大程度保留食物风味，而且保护其所含营养成分。冻干技术也用于生物制品和细菌、病毒的保存。到 1945 年二战结束时，美国生产了超过 1 300 万单位的冻干血浆，总量超过 3 万人次的献血量。美国国家卫生研究院于 2014 年在储藏室中发现 6 份用冻干技术保存的天花病毒样本，已经过去了半个多世纪，其中两份病毒仍有活性迹象。

1940 年冬天，钱恩使用冻干技术获得到少许可在常温下长时间保存的青霉素粉末，其杀菌效力比青霉素溶液高几十倍。尽管还不具备大规模生产的条件，这种方法却为大规模量产青霉素打通了制药的关键一环。

1945 年，弗莱明、钱恩和弗洛里因"发现青霉素及其对各种传染病的疗效"共同荣获了诺贝尔生理学或医学奖。

第十七章

黄金六百七十五吨

青霉素、雷达和原子弹是第二次世界大战期间的三大发明。青霉素的问世在战争中挽救了千千万万士兵的生命，并且在战后推广应用于抗感染治疗，使人类的平均寿命延长了 15 年。

当弗洛里和钱恩重新验证并提纯了这种抗菌物质之后，在实验室的有限条件下，已经难以再继续独立完成青霉素投入临床使用的工作，这需要强大的技术设施和工业体系作为支撑。当时正处于战争状态的英国，是无法承担这一重任的，而弗洛里抵达美国之后发现，远在大西洋彼岸这项工作已经轰轰烈烈地开展了起来。

美国有超过 200 名化学家参加了青霉素开发计划。与弗洛里他们在英国实验室的探索不谋而合，由这些研究人员和企业代表组成的团队工作目标很明确，就是要量产出用于临床的青霉素药物。牛津大学当时所提取的全部青霉素也只有 2 克，而美国的一个研究小组已经获得了几百克青霉素结晶。

美国参战后，军方将青霉素列为优先制造军需品，美国农业部和制药企业也全力以赴地争取实现量产青霉素的目标。位于伊利诺伊州皮奥里亚的一家企业生产了第一批青霉素，虽然产量极为稀少，但是却迈出了青霉素工业化生产的第一步。

1942年，大规模青霉素生产才具备了基本条件。这一方面得益于超级青霉菌菌种高水平的青霉素代谢，另一方面细菌培养液的改进也保障了菌种的快速生长。人们发明了强大的工业化生产青霉素的设施，这是一种超过两层楼高的大型发酵罐，不仅可以盛装接近10万升的培养液，而且配备了大型螺旋桨式的搅拌器及空气供应系统。

这样大规模的生产设施，能力远远超过实验室的菌种培养设备，而且解决了霉菌利用培养液的效率问题。通常，无论是在固体培养基还是在液体培养液中，由于需要空气，菌种的生长都位于培养基或培养液表面能与空气接触的区域。大型发酵罐的空气供应系统，使空气与搅拌中的培养液充分接触，全面提高了菌种生长速度和效率。

在青霉素广泛应用之前，磺胺类药物往往是抗感染治疗的首选。在实施诺曼底登陆计划以后，美军开始出现大量战争伤员，磺胺类药物和青霉素药效在战场上得到检验。磺胺类药物虽然可以抗感染，但是抗感染疗效不如青霉素，特别是在救治重症伤员上，没有什么能比来自火线的事实更让人信服青霉素的疗效了。

1942年夏天，全部青霉素剂量只够治疗10个病人。至

1943 年秋天，青霉素剂量已经能够供应 1 万人使用。这时 1 吨青霉素的价值等同于 675 吨黄金，可制造 3 700 架 B-17 轰炸机，或者 5 200 辆虎式坦克，可见拯救生命是多么不易！

青霉素问世初期，高效抗感染水平和低产量的供应限制，导致其价值如同黄金甚至贵于黄金。

1943 年上半年，青霉素每月的产量仅有 60 克，下半年提升到了 24 千克，可是仍然供不应求。

1944 年，青霉素产量才基本能够满足战场需求。

1945 年，青霉素产量达到 4.7 吨，每克青霉素价格降到 25 美元。

1946 年，战后产能提高和战争伤员减少，青霉素每次剂量的成本降至 55 美分。

在抗战后期的艰难环境下，中国科学家也成功生产出中国第一批青霉素。

第十八章

老古董 小幸运

弗莱明是一个爱默默钻研的人，从不喜欢高谈阔论。他在伦敦大学圣玛丽医学院时，很多人叫他小弗莱，却送给他一个"苏格兰老古董"的头衔。在实验室的讨论会议中，别人踊跃发言时，弗莱明就安静地听着，如果被问到有什么看法，他通常就简单说一个字。

弗莱明很谦虚地看待自己发现青霉素，认为青霉素是大自然馈赠给人类的健康礼物。他常常说自己是幸运的。

1945 年 12 月 10 日，三位诺贝尔生理学或医学奖获得者齐聚一堂，弗莱明在诺贝尔奖颁奖晚宴上发表演说道：

自己一直将诺贝尔和诺贝尔奖获得者视为遥不可及的人，却突然站到了这一行列中，不禁感慨，到底是智慧的成就，抑或是命运的垂爱。

很多时候都是偶然的观察使科学家们获得灵感，而最终在理论和实践中有所发现。青霉素的发现或许正验证了自己这样的想法。

从开始关注治疗梅毒的撒尔佛散，然后发现了溶菌酶，这些都为发现青霉素提供了基础。在发现青霉菌抑制葡萄球菌现象时，实验目的也并非是做抗菌研究；如果当时潜心要做抗菌研究，就不一定能够发现这件事情了。然而，自己很幸运，放弃了之前的实验目的，开始沿着命运指示的轨迹去做青霉素研究。

　　尽管自己预感到青霉素有重大科学意义和医学价值，并竭尽全力地去发掘它，却无法解决青霉素的提取和量产问题。弗洛里和钱恩为此做出杰出成就，这已经是发现青霉素十年以后，然而这项工作仍没有达到终点。战争爆发使得原本在和平时期不可能的工业化大规模量产得以实现，青霉素才真正意义上成功问世。

　　青霉素的发现启发自己思考了两个观点。

　　首先，团队工作可能不利于对最初发现的刹那间的捕捉，但在追逐线索的道路上，团队合作是成功不可或缺的因素。

　　其次，幸运是发现的重要因缘。是运气在 1928 年让自己的培养液变质，也是运气在 1938 年让弗洛里和钱恩开始研究青霉素，并使他们的发现在最需要青霉素的战争时期能够开花结果。

　　弗莱明把自己的成就归结为幸运，但幸运不总是垂青有准备的人吗？

如果从幸运的视角来看青霉素的发现，这的确是一次天时、地利、人和的风云际会。如果没有合适的温度，即使青霉菌落入培养基，也难以生长；如果没有合适的时间周期，青霉菌群落不会形成；如果没有合适的球菌作参照，青霉菌抗菌的效果就不会体现；如果这一切没有被弗莱明注意到，那就是一次再普通不过的实验污染事件。

综合这些幸运的因素，我们就能够发现，发现青霉素是因为具备了以下条件：

一、空气中的微生物姿态万千，落入培养基中的微生物必须有青霉菌；

二、葡萄球菌的适宜生长温度是 37 摄氏度，通常在恒温培养箱中生长，青霉菌的适宜生长温度在 20～30 摄氏度，培养皿并没有被放入 37 摄氏度培养箱，而当年英国伦敦暑期恰有一段凉爽天气，分别给予葡萄球菌和青霉菌合适的生长温度条件；

三、培养皿在暑假前并未被清洁，保证了微生物自然生长的生命周期时间；

四、葡萄球菌和青霉菌的生长状态，使得葡萄球菌菌落被青霉菌抑制的微观现象能够宏观显现出来；

五、发现"金苹果"需要一双慧眼。

第十九章

淘菌热

在自然界，某些微生物对另一些微生物有抑制作用，人们把一种微生物与另一种或多种微生物之间的拮抗现象称为抗生现象。随着时代进步，科学家揭示抗生现象的本质，从微生物中发现了有抗生功能的物质，并把这类物质称为抗生素（antibiotic）。

最初发现的一些抗生素主要对细菌有杀灭作用，如青霉菌产生的青霉素、链霉菌产生的链霉素都有显著抗菌作用，所以抗生素也曾被称为抗菌素。

青霉素虽能治疗许多细菌感染性疾病，但在临床上却也存在一些难题。比如：青霉素遇到胃酸会被破坏，所以不能口服；从使用到排出体外，抗菌作用时间短；人体对青霉素过敏程度有差异，用前必须做皮试等。此外，青霉素不能对所有致病菌有效，而这也促使科学家继续探寻新抗生素。

科赫发现结核分枝杆菌以后，人们一时没有找到有效的结核病治疗药物。20世纪，全球大约1亿人死于结核病，而青霉素对结核病难以奏效。

1943 年，美国罗格斯大学教授赛尔曼·亚伯拉罕·瓦克斯曼（Selman Abraham Waksman）从土壤中发现了一种特殊的丝状放线菌属微生物能将细菌杀死。研究小组从土壤中分离出 1 万多株放线菌菌种，其中 10 株能够产生抑制细菌的抗生素，这里面有一株灰色的放线菌——灰色链霉菌（*Streptomyces griseus*）。

瓦克斯曼宣布发现了第二种应用于临床的抗生素——链霉素。这是一种由灰色链霉菌产生的抗生素，是第一种对结核病有效的抗生素。链霉素用于治疗结核病，使人类进入抗生素治疗结核病的新纪元。瓦克斯曼由于在这一领域的突出贡献，获得了 1952 年诺贝尔生理学或医学奖。

新的抗生素治疗神话，掀起了世界范围内寻找土壤微生物的热潮，从此拉开了大规模筛选抗生素的巨幕。微生物学蓬勃发展，曾经的"淘金热"被如今的"淘菌热"取代，大自然在微观世界的另一座宝库，吸引着人们去发掘，尽管它们早就已和我们朝夕相处，但人类才刚刚意识到这些珍贵礼物的存在。

在短短的一二十年间，金霉素（1947 年）、氯霉素（1948 年）、土霉素（1950 年）、红霉素（1952 年）、卡那霉素（1957 年）等相继被发现。20 世纪 60 年代后，天然宝库中的微生物大都被筛过了一轮，制药工业技术的发展催生了"半合成抗生素"。

1958 年，6-氨基青霉烷酸的合成，开启了生产半合成青霉素的征途。几年后，合成青霉素又出现了苯氧乙基青霉素、二甲氧苯青霉素、氨苄青霉素等新成员，扩大和升级了青霉素抗菌家族。

青霉素之所以能杀死病菌，又不损害人体细胞，是由于青霉素中所含青霉烷造成病菌细胞壁合成发生障碍，从而导致病菌溶解死亡，然而人类和动物的细胞没有细胞壁结构。无论是天然抗生素还是人工合成抗生素，都是通过化学分子对致病菌不同作用机制来发挥抗菌功效的，如抑制蛋白质合成，影响核酸合成，破坏细胞壁合成等。

20 世纪 40 年代青霉素成功问世后，一代又一代抗生素不断涌现，形成了规模庞大的"抗生素家族"。迄今为止，全球已发现超过 10 000 种天然抗生素，人工合成抗生素超过 4 000 种。但是，其中大部分对人体毒性较大，适合作为治疗传染病常用药的不及 100 种。

许多曾经严重危害人类健康的疾病，如白喉、梅毒、淋病、结核病、败血症、肺炎、伤寒、痢疾、炭疽等，都得到有效控制和治疗。这些患有严重疾病的患者，重新看到了生的希望，战胜了疾病和死亡威胁。

在微观世界里，同样存在着大自然的法则，微生物之间也有生存斗争。特别是细菌繁殖速度很快，平均每 20 多分钟就能"一分为二"产生下一代，假设在有充足的营养条件下，一个细菌经过 24 小时就可以繁殖 50 代以上，这将会是一个庞大的天文数字，完全可以使它遍布整个地球。

但这只是一个假设，实际情况是微生物以抗生素为武器相互战斗，一种微生物分泌出抗生素，抑制另一些微生物与其争夺资源，它们通过在微观世界中互相缠斗，实现自身的生长繁殖。

人类竟然洞悉了这个秘密，来了一招"以菌制菌"，把一场微观世界的微战争，强行带入了人类与疾病斗争的大战场。

第二十章
细菌界的"狠角色"

弗莱明在做青霉素试验的时候，就发现了青霉菌和葡萄球菌之间的微妙关系——在经历一段时间青霉素作用后，葡萄球菌貌似对青霉素产生了耐药性（drug resistance）。金黄色的"小葡萄"们真不简单啊！

药敏试验（drug susceptible test），是指关于病原菌对某种药物是否敏感或耐药的检测项目。做到有的放矢，科学地使用抗生素才能收到良好的治疗效果，所以人们根据药敏试验结果选用药物。

一种抗生素如果以很小剂量就可抑制、杀灭细菌，则表示细菌对这种抗菌药敏感；反之，则不敏感或者耐药。在临床上，医生按照推荐剂量使用抗生素，机体血液或组织一般能达到甚至超过抑制/杀灭致病菌的药物浓度，从而达到抗感染治疗效果。

20 世纪 50 年代，青霉素开始大量应用于临床，一个病人每次注射青霉素只需 20 万单位；90 年代，一个病人每次注射的青霉素则需要 80 ~ 100 万单位，用量增加了 4 ~ 5 倍。

是青霉素生产质量下降了，还是人类的体重暴增了？

青霉素的质量越来越好，人类也没有变异成"绿巨人"，但由于长期滥用青霉素，使许多致病菌对青霉素产生了耐药性。有些致病菌"反守为攻"，不仅耐药还能破坏青霉素，医生不得不增加青霉素用量，或者调整抗生素药物种类，以收到治疗效果。

1979 年，美国卫生总署曾经发表过一项重要声明，宣告对传染病研究可以告一段落了，重要的是研究癌症和心血管疾病。残酷的现实却并非如此，从抗生素滥用中被挑选出来的"狠角色"——耐药性细菌，正在人类与细菌的升级战争中露出狰狞面目。

1994 年的《时代》杂志指出，耐药性细菌使人类曾经战胜细菌的伟大成就蒙上阴影。在全美消耗的抗生素中，70%~80%属于非必要。美国疾病预防控制中心统计数据显示，每年有 5 000 万张医生开出的抗生素处方对治疗无效，共占所有处方的三分之一。抗生素滥用的一个非常严重的后果是产生复杂多变耐药的超级细菌（superbug）。

细菌耐药性，一般是指细菌与药物多次接触后，对药物敏感性下降甚至消失，致使抗生素疗效降低或无效。

耐药性的产生是一个发展的过程，可以由低度耐药发展到高度耐药；而且，耐药菌可以在人群中传播，由单个滥用药物者扩大到整个感染人群。早期临床认为，抗生素耐药性与抗生素的使用时间成正比；现代医学认为，抗生素耐药性与抗生素的使用范围成正比。

如果以是否产生抗生素来对微生物分类，把大多数不产生抗生素的细菌作为一类，青霉菌、链霉菌等产生抗生素的真菌等作为另一类，那么不产生抗生素的这一类微生物就需要产生抗生素耐药性，否则整个种群就会被另一类微生物全面击溃和消灭。所以，换一个角度，抗生素耐药性也可视为大自然馈赠给细菌的礼物。

细菌的耐药基因在对抗中不断进化，对抗生素敏感的细菌被杀死了，对抗生素耐药的细菌存活下来，有耐药基因的菌种于是成为自然选择的胜出者。铜绿假单胞菌可以改变细胞膜通透性，阻止青霉素类药物进入；结核分枝杆菌通过改变自身蛋白质结构，阻止抗生素与之结合……

目前，全球重点盯防的典型超级细菌有耐甲氧西林金黄色葡萄球菌（methicillin resistant *Staphylococcus aureus*）、耐青霉素肺炎链球菌（penicillin resistant *Streptococcus pneumoniae*）、耐万古霉素肠球菌（vancomycin resistant *Enterococcus*），以及多重耐药铜绿假单胞菌（multidrug resistant *Pseudomonas aeruginosa*）、多重耐药鲍曼不动杆菌（multidrug resistant *Acinetobacter baumanii*）等。细菌不仅可以把耐药基因遗传给自身的下一代，还可以通过细胞接触或质粒传递等方式把基因传递给其他菌种。

抗生素滥用，一方面是在人类临床治疗滥用抗生素，另一方面是畜牧养殖业滥用抗生素，两种情况均加剧了细菌产生耐药性。有统计数据显示，这两种情况大约占比各为一半，但是畜牧养殖业滥用抗生素的严重性容易被人们忽视。

畜牧养殖业为了提高产能，往往高密度集中养殖，容易滋生动物疫病。为治疗或者预防饲养动物的疾病而滥用抗生素，会使动物携带的沙门氏菌、空肠弯曲菌等产生耐药性，而动物来源的耐药菌可以经过肉食等农副产品传递给人类。此外，动物滥用抗生素的残留或代谢物通过土壤、水体等污染周边生态，并可能造成长期影响。江河流域中较高浓度的抗生素就主要来自制药工业和水产养殖业。

虽然目前可应用于临床的抗生素药物已不下 200 种，而且仍以平均每年 10 种以上的速度在增长，但是抗生素的研究与开发速度却远远跟不上细菌耐药的速度。

目前，细菌对青霉素药物的耐药性成倍增长，为对抗超级细菌而研制的万古霉素，也被细菌针对性地进化出了"无畏级"耐药菌——耐甲氧西林金黄色葡萄球菌。据测算，若是照这个势头发展下去，到 2050 年每年耐药菌引起的死亡将达千万例，全球经济损失将达 1 000 亿美元。

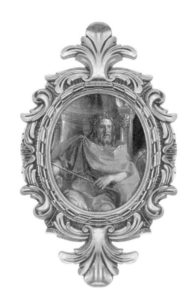

破谜·不可能完成之功绩

　　"赫拉克勒斯完成了十二项几乎不可能完成的功绩，在高加索山脉上解救了被束缚的普罗米修斯。"

　　—— 病毒必须严格寄生在宿主中，细胞和动物模型的建立是解开病毒之谜的关键钥匙。

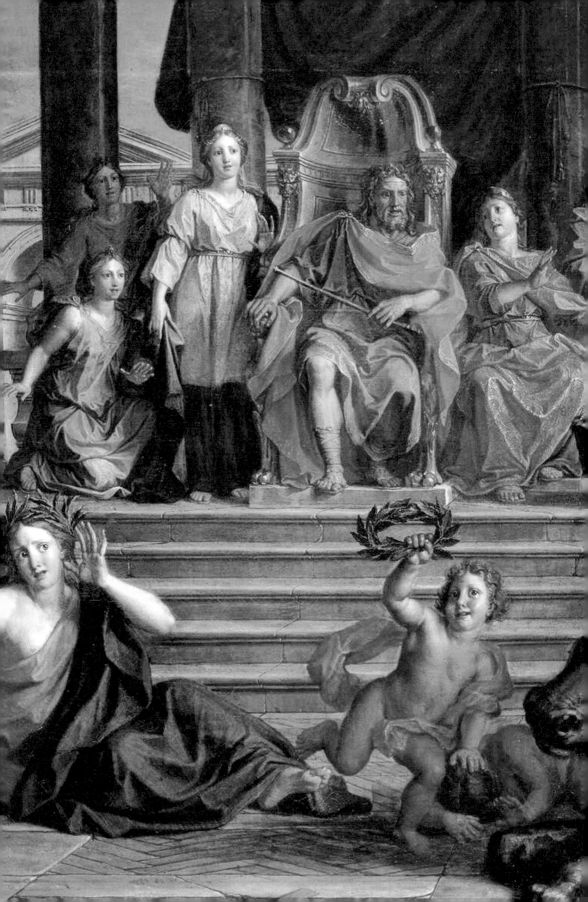

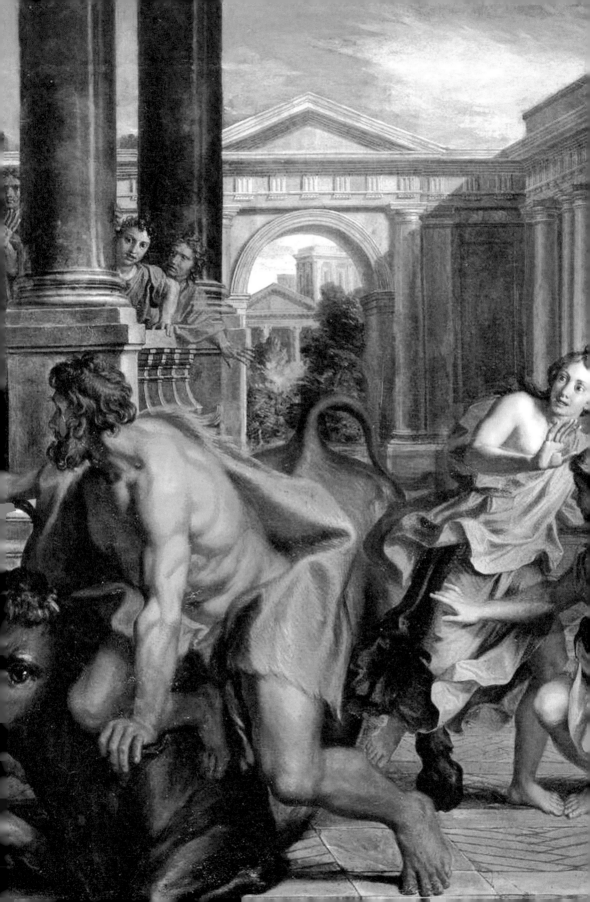

第二十一章
轮椅上的总统

一块雕刻于大约公元前 1403～1365 年的古埃及石碑上描绘了一名手持权杖却右腿明显细小萎缩的祭司。据推测，这可能是目前有关脊髓灰质炎受害者的最早记载。

1789 年，英格兰医生迈克尔•安德伍德（Michael Underwood）首次对脊髓灰质炎临床特征进行了清晰描述。1840 年，符腾堡医生雅各布•海涅（Jakob Heine）发现脊髓灰质炎发病与脊髓病理相关。1908 年，奥地利医生卡尔•兰德施泰纳（Karl Landsteiner）和埃尔温•波佩尔（Erwin Popper）用猴子进行试验，推断出脊髓灰质炎病原是一种病毒。

20 世纪初，一种流行病——急性麻痹性脊髓灰质炎开始蔓延，欧洲、北美、澳大利亚和新西兰相继暴发的疾病感染疫情，不断地刺激着人们脆弱的神经。

1916 年，美国脊髓灰质炎的暴发流行引起了公众大恐慌，人们逃离城市、取消公众活动，特别是儿童，不敢在自家之外喝水，远离游乐园、泳池和海滩。纽约附近的城镇采取极为严厉措施，派出警员武装拦截载有未满 16 岁儿童的外来车辆。此次疫情发生之后，几乎每年夏季脊髓灰质炎都会局部发生或流行，对公众健康造成严重危害和潜在威胁。

1921 年的夏天，富兰克林·罗斯福和家人前往加拿大坎波贝洛岛度假，不巧遇到了森林火灾。他参与扑灭岛上林火之后，跳进水中游泳享受清凉。回到屋里，他感觉身体发冷和疼痛，于是急忙请医生诊治，竟然确诊是感染了脊髓灰质炎。

尽管罗斯福经过悉心治疗之后病愈，但却留下了残疾，即便经过康复锻炼，也只能依靠轮椅或者拐杖行走，导致日后他成为坐在轮椅上的美国总统。这件事再次将脊髓灰质炎的危险信号传递到普通美国民众中，一位年富力强拥有殷实家境的政治新星，竟也没能逃脱疾病魔掌而残疾，人们对此高度紧张，甚至称脊髓灰质炎是"让美国瘫痪的疾病"。在一段时间里，全国各地的游泳池都被抽空，之后又大力推广对游泳池进行氯气消毒。

1928 年，哈佛大学公共卫生学院菲利普·德林克（Philip Drinker）发明并获得专利的一种治疗装置"铁肺"，首次应用于临床。该装置通过改变患者躯干所处密闭仓中的气压来压缩扩张患者胸腔，帮助重症患者恢复自主呼吸，以治疗脊髓灰质炎引起的呼吸麻痹症状。患者需要在"铁肺"中"禁闭"两周接受治疗，病情严重的患者可能要"终身监禁"。

20 世纪 40～50 年代，美国暴发了脊髓灰质炎疫情大流行，1952 年是这次暴发最严重的一年。根据官方报告的数据，美国当年脊髓灰质炎病例 57 628 例，死亡病例 3 145 例，致残病例 21 269 例。二战后对民众担忧恐惧事件的调查结果显示，脊髓灰质炎仅次于核战争而排名第二位。

罗斯福成为总统后，美国设立了脊髓灰质炎基金会，呼吁全民关注脊髓灰质炎，促进消灭脊髓灰质炎疾病。米老鼠之父华特·迪士尼、全球摇滚巨星"猫王"埃尔维斯·普雷斯利等纷纷积极投身于这项事业之中。在基金会的资助下，脊髓灰质炎疫苗终于研制成功，全球脊髓灰质炎逐渐得到了控制，疫情发生得越来越少。

1988 年，全球消灭脊髓灰质炎行动（Global Polio Eradication Initiative）启动以来，脊髓灰质炎病例数下降了 99.9% 以上，从全球每年约 35 万新发病例，降至 2018 年全年仅 33 例。

1994 年 4 月 8 日，世界卫生组织宣布，小儿麻痹症即脊髓灰质炎基本绝迹。然而"基本绝迹"并不意味着真正的"完全绝迹"。2005 年，全球仍有 6 个国家脊髓灰质炎流行，18 个已经消灭脊髓灰质炎的国家又发生输入性传播并造成局部疫情。

2019 年 10 月 24 日，在世界脊髓灰质炎日这一天，世界卫生组织正式宣布，继全球消灭天花和 II 型脊髓灰质炎病毒后，III 型脊髓灰质炎病毒在全球范围内被消灭。这表示全球三种不同型别的脊髓灰质炎病毒中，只剩 I 型脊髓灰质炎病毒未被消灭。

电影《阿甘正传》中，一路奔跑一路品尝巧克力味道的阿甘，健步如飞的起因正是来自他儿童时期冲破脊髓灰质炎束缚的那一刹那。

脊髓灰质炎病毒会成为继天花病毒之后，第二个被人类消灭的病毒吗？

第二十二章

儿童的噩梦

脊髓灰质炎是一种传播范围广泛的急性传染病，其病原是脊髓灰质炎病毒。脊髓灰质炎病毒侵犯人体中枢神经系统，损害脊髓前角运动神经细胞，导致肢体松弛性麻痹。脊髓灰质炎的主要症状有无菌性脑膜炎和各种肌群弛缓无力，严重者导致瘫痪甚至死亡。这种疾病常发生在儿童时期，所以又称为"小儿麻痹症"。

脊髓灰质炎病毒属于微小 RNA 病毒科（*Picornaviridae*）的肠道病毒属（*Enterovirus*），在电镜下呈球形对称二十面体颗粒，直径为 20 ~ 30 纳米，主要通过消化道感染传播。

人类是脊髓灰质炎病毒的宿主，人细胞膜表面有一种蛋白质受体 PVR，与病毒的衣壳结构蛋白 VP1 有特异性亲和力，可以使病毒吸附到细胞上。脊髓灰质炎病毒一共有三种，根据血清型分类为 I 型、II 型和 III 型，均能引起脊髓灰质炎。大多数脊髓灰质炎病原是 I 型脊髓灰质炎病毒。

脊髓灰质炎病毒可以通过受污染的食物和水传播，也可通过飞沫传播，感染后一般有 7 ~ 14 天潜伏期，病毒在胃肠道淋巴组织复制，然后至全身网状内皮组织，发生首次无症状病毒血症。

肠道病毒感染、西尼罗病毒感染和吉兰–巴雷综合征与脊髓灰质炎症状最为相似，带状疱疹病毒、狂犬病病毒、白喉棒状杆菌和肉毒杆菌也会引起与脊髓灰质炎相似的急性麻痹症状。

脊髓灰质炎病毒感染者中有 4%～8% 发生严重的第二次病毒血症，与常见病毒感染症状类似，出现头痛咽痛、发热恶心、呕吐不适和乏力状况。脊髓灰质炎严重病毒血症患者，在无症状期后出现中枢神经系统受损和脑膜炎症状。

约 0.1% 的脊髓灰质炎病毒感染者会发生严重麻痹症状；1%～2% 的感染者发生神经系统感染，引起严重的症状，甚至因病瘫痪；4%～8% 的感染者为轻症感染，出现发热和其他病毒感染典型症状后可完全恢复；90%～95% 的脊髓灰质炎病毒感染者无症状。

此外，脊髓灰质炎后综合征可以在急性脊髓灰质炎发作后的数十年发生，表现为新发或进行性肌无力和失能。脊髓灰质炎后综合征受到多种因素影响，主要是免疫力低下或者机能损伤，比如身体受凉、过分劳累、局部刺激、手术损伤等。

脊髓灰质炎病毒传染性非常强，当家里出现第一个病人后，病毒很快就会感染其他家庭成员。在脊髓灰质炎感染者家庭中，15 岁以下易感者的发病率为 100%，与脊髓灰质炎感染者日常接触易感者的发病率为 87%，尤其是在拥挤的人群居住环境中极易发生脊髓灰质炎传播。

作为预防传染病的最有效科技武器，脊髓灰质炎疫苗是消灭脊髓灰质炎的最佳选择。如何设计和制备脊髓灰质炎疫苗？人类要战胜脊髓灰质炎病毒，又将面临怎样的障碍和挑战？

第二十三章
小白鼠的故事

黄热病是一种通过蚊虫叮咬传播的病毒性传染病，因患者身上会出现黄疸并伴有高热，故称为黄热病，其病原是黄热病病毒。从 17 世纪到 19 世纪，黄热病从非洲传播蔓延至北美洲和欧洲，曾经造成过多次严重疫情暴发。

1907 年，《国际卫生公约》就将黄热病列为继天花、鼠疫、霍乱之后的国际检疫传染病。直至今日，仍然没有针对黄热病的特效治疗药物，接种黄热病疫苗是预防黄热病的最重要手段。

黄热病是人类发现的第一种病毒性传染病。20 世纪初，科学家确证了黄热病的传播媒介是蚊虫，黄热病病毒在猴与猴、猴与人以及人与人之间传播。切断传播途径是科学防控传染病的重要措施，虽然改善卫生条件、采取灭蚊防蚊措施的确能控制疾病流行暴发，但是要使个人免受黄热病摧残，接种疫苗才是最好的措施。

1925 年，一批美国科学家到西非开展黄热病调查工作，一位名叫马克斯·泰累尔（Max Theiler）的病毒学家也加入到这支队伍中。西非的广大农村地区生活条件很艰苦，公共卫生设施和居民生活保障有限，使得当地的黄热病防控工作遭遇到极大困难，这些都激发了泰累尔研制黄热病疫苗的决心。

黄热病病毒不仅可以感染人类，还可以感染猴子，如此猴子就作为研究病毒的实验动物研究模型。可是，猴子生长繁殖周期长、数量有限且价格昂贵，难以满足病毒感染试验的实际需求。

1930 年，泰累尔发现生长繁殖速度快、数目很多且价格便宜的小白鼠可以被黄热病病毒感染。由此，他建立了黄热病毒感染小白鼠的实验动物研究模型。他在研究病毒感染小白鼠时发现，黄热病病毒经过多次感染小白鼠，能够保持病毒自身免疫原性并降低毒性，这使将病毒制成减毒疫苗成为可能。

泰累尔经过多次传代感染小白鼠，获得了减毒的黄热病病毒毒株。将其接种给猴子后，猴子产生了对黄热病病毒的免疫力，并且该毒株具备疫苗的安全性；然而，将这一毒株接种给人体，却对人的肾脏造成了功能影响，并且危及神经系统。

1937 年，泰累尔将减毒的黄热病病毒毒株继续在鸡胚胎粉碎组织中培养繁殖。通过多次试验完善技术方法，人类第一支安全、有效的黄热病疫苗终于诞生了，这个黄热病减毒活疫苗被命名为 17D。

一剂黄热病疫苗就足以达到持续保护、终生免疫的效果，不需要加强剂量疫苗注射。在接种疫苗人群中，注射后30天内获得有效免疫力比例高达99%。短短几年之内，累计接种了数百万支黄热病疫苗；疫苗发明后60年中，一共接种超过4亿支。至今为止，全球预防黄热病所接种的疫苗都是源自泰累尔的重要贡献。

1951年，泰累尔因黄热病及其治疗方法上的发现而获得诺贝尔生理学或医学奖。他在获奖后曾特别提到了为预防黄热病做出过开创性工作的人们："我的荣誉要分给那些在实验室、田野、丛林中埋头苦干的人们，他们常常在恶劣和危险的条件下工作。我的荣誉还要分给那些为了科学知识而献出生命的人。他们是真正的科学殉道者，为了让别人能够更好地活着而死去。"

第二十四章
鸡蛋的故事

1911 年，弗朗西斯·佩顿·劳斯（Francis Peyton Rous）和詹姆斯·布姆加德纳·墨菲（James Bumgardner Murphy）首次应用鸡胚培养研究肉瘤病毒。

1931 年，欧内斯特·威廉·古德帕斯丘（Ernest William Goodpasture）发明了一种在鸡胚以及鸡受精卵中培养病毒的方法。

1936 年，弗兰克·麦克法兰·伯内特（Frank Macfarlane Burnet）应用古德帕斯丘的方法，开创了在鸡胚中培养流感病毒的技术。

鸡胚培养技术比组织培养更容易，也比接种实验动物更方便。一般实验动物有严格的饲养和无菌要求，需要建立标准化动物实验平台和设施。即便如此，动物还存在病毒隐性感染风险。

鸡胚培养技术对各类病毒敏感范围广，而且鸡胚来源和质量可控，是一种常用的病毒培养方法。

为什么说鸡胚来源和质量可控呢?

用作病毒培养的鸡胚,要经过严格的筛选程序。孵化小鸡的鸡群都须通过健康检测,而且是从种蛋开始就全程处于隔离洁净的饲养模式下。鸡群吃的饲料、饮用的水、呼吸的空气,以及所接触人员和物品,都要进行严格的微生物洁净环境管控,每只鸡都要通过几十种病毒检测以保证质量。

这些质控鸡群所产下的受精鸡蛋在无菌孵育箱中孵育。孵育箱里面的温度和湿度恒定,大约 10 天的孵育时间,受精鸡蛋的鸡胚即发育到可接种状态。病毒被接种到鸡胚组织并快速生长、繁殖。几十小时之后,病毒的数量呈指数增长,就可以收获试验所需病毒了。

虽然鸡胚培养技术比动物实验更进一步,但还是有一个问题没有解决,那就是培养中的细菌污染问题。青霉素被应用于鸡胚培养技术中,来对付可能引发污染的细菌,因为在青霉素存在的培养基中,动物细胞和病毒不受抗生素影响,而细菌则不能在其中生长。

从20世纪40年代到现在,大多数流感疫苗主要都以鸡胚培养病毒为基础。这种方法可以用于培养对鸡胚敏感动物病毒,并对病毒进行分离和滴定,以及进行中和试验、疫苗制备等。

第二十五章
细胞的故事

牛痘的出现消灭了天花，黄热病疫苗击溃了黄热病。在人类与病毒对抗的历史长河中，疫苗总能在战斗中充当决定性角色。

病毒具有严格的细胞寄生特性，只能在活细胞中复制增殖，在体外培养病毒难度很大。比如，细菌可在培养基中自己获取营养而生长，然而病毒的培养首先就是要找到合适的宿主细胞。泰累尔解决了黄热病病毒的动物实验问题，使用小白鼠培养和传代病毒。

实验动物确实能够培养病毒，但一方面动物实验成本高、周期长，另一方面某些病毒难以找到合适的动物模型，或者动物资源太稀少，会限制病毒和疫苗研究工作的开展。选择合适的病毒宿主作为培养细胞，既要能适合于病毒生长繁殖，细胞本身在体外也要易于培养，这是病毒培养需要兼顾的基本原则。

细胞体外培养技术与细菌培养技术在本质上是一致的，因为细菌就是一个单细胞生命体；但也有不同之处，那就是细胞培养往往是一个组织中特定功能的细胞株，这株细胞来源于一个生命体中极少的细胞种类之一，相对于一个完整的细菌单细胞，生命力和抵抗力更加脆弱，容易为细菌等微生物侵占培养环境，也就是实验室常见的"细胞污染"现象。

这本来是医学领域的研究主题，病毒学家为了解决病毒培养问题，应用抗生素加入培养基攻克了这个难题。不过，尽管细胞体外培养方法获得了成功，但实验室中培养的细胞主要来自动物活体，这些细胞一旦离开动物体，生长状况和存活时间都不尽如人意，试验效果也难以达到预期。

1940 年，约翰·富兰克林·恩德斯（John Franklin Enders）开始研究活体组织培养技术。他首先寻找使体外培养细胞长久存活的方法，研究对象就是人脊髓灰质炎病毒的宿主——神经细胞。

为了研究脊髓灰质炎病毒，人们对比各种实验动物和人组织细胞后发现，脊髓灰质炎病毒适应范围限于人神经细胞且适应性不好。神经细胞的体外培养非常困难，恩德斯研究团队尝试改进方法培养脊髓灰质炎病毒，并用人胚胎组织替代神经细胞，最终获得了成功。

这项革新的脊髓灰质炎病毒体外培养技术，使病毒能够在脑和肠组织、皮肤、肌肉中生长，病毒感染细胞发生变化也可以被观察辨别。病毒研究者从此可以在体外培养和观察研究病毒，如同人们最初成功实现细菌体外培养，病毒学研究又添利器。

1949 年的《科学》杂志发表了这项重量级突破。组织细胞培养技术迅速在全球广泛应用，病毒学研究进入一个快速发展阶段。脊髓灰质炎病毒体外培养技术成就了一个新的时代，为脊髓灰质炎疫苗的研发又扫除一大障碍。

1952 年，乔纳斯·爱德华·索尔克（Jonas Edward Salk）研制出脊髓灰质炎疫苗；1954 年，脊髓灰质炎疫苗试验宣告成功。1954 年，恩德斯等成功分离麻疹病毒（measles virus）并研制麻疹疫苗；1961 年，麻疹疫苗试验宣告成功。

1954 年，约翰·富兰克林·恩德斯、托马斯·赫克尔·韦勒（Thomas Huckle Weller）、弗雷德里克·查普曼·罗宾斯（Frederick Chapman Robbins）因"发现脊髓灰质炎病毒在各种组织的培养中的生长能力"共同获得了诺贝尔生理学或医学奖。

第二十六章
"海拉"女士

　　细胞系（cell line）是指原代细胞培养物传代成功后所繁殖的细胞群体，或是可长期连续传代的培养细胞。简要地说，可以理解为人体或动物组织中某种能够在体外持续培养的细胞群体，如果这种细胞群体具有特异性或者特殊标记，可称为细胞株（cell strain）。

　　细胞系在体外培养增殖后通常形成单层细胞或悬浮细胞。按照生物学定义，第一次收获培养的细胞被称为原代细胞，其生命周期有限、具有特定细胞功能，在细胞群中的基因型和表型一致。

　　有的细胞系可以长期生长传代，或经人工遗传改造，具有无限增长潜能。这类细胞系基因型和表型相对稳定，并可以长期传代培养，在科学研究和医药工业中被广泛使用，比较有代表性的有 CHO 细胞系、239 细胞系、Vero 细胞系、BHK 细胞系、HeLa 细胞系等。

　　CHO 细胞系是西奥多·托马斯·普克(Theodore Thomas Puck）在 1957 年从一只成年中国仓鼠（*Cricetulus griseus*）

的卵巢中获得的，后来衍生出 CHO-K1 细胞系，适合用于哺乳动物相关研究。该细胞系培养条件简单方便，是实验室比较常用的一种细胞系。

293 细胞系来源于人体的肾脏上皮细胞，后来衍生出293T 细胞系，比较适合开展基因功能研究。该细胞系的转染能力和效率很高，是一种很好的用于研究基因表达的工具细胞系。

Vero 细胞系是安村美博（Yasumura Yosihiro）和川喜田爱郎（Kawakita Yosio）在 1962 年从一只成年非洲绿猴（*Chlorocebus sabaeus*）的肾组织中分离培养获得的，适合用于病毒生长增殖。Vero 细胞系可用于培养狂犬病疫苗、乙脑疫苗等多种疫苗毒种，在医药生物领域用途广泛。

BHK 细胞系来源于幼年的叙利亚仓鼠（*Mesocricetus auratus*）的肾纤维原细胞。这种细胞系在 1961 年获得，1963 年培育成为一种表达细胞系，可用于增殖各种病毒和动物疫苗生产。

HeLa 细胞系来源于一位美国黑人妇女海瑞塔·拉克斯（Henrietta Lacks）的子宫颈癌细胞，命名取自这位在1951 年被癌症夺去生命的妇女的姓名缩写。HeLa 细胞系可以连续传代无限分裂，且增殖迅速，曾被用于研究核弹爆炸对人体的影响，也曾搭乘火箭在太空中用于研究失重状态下的生物特征。

1951 年 2 月，海瑞塔·拉克斯的主治医生取下了她的一块肿瘤组织样本，交由约翰·霍普金斯大学乔治·奥托·盖（George Otto Gey）进行组织培养。几天后培养的细胞开始生长增殖。通常情况下人体组织细胞在体外的培养周期和生长速度有限，而从这块肿瘤组织上取下来的细胞系生命力特别旺盛，在合适的培养条件下一直持续复制和增殖，没有任何凋亡或生长受限迹象，并且细胞增殖速度很快。

一般情况下，人体正常细胞分裂大约 56 次，不具备无限分裂能力。这是因为人体正常细胞每次增殖后，染色体端粒长度会损失，直至无法继续发挥功能，进入细胞程序性死亡（programmed cell death，PCD）。HeLa 细胞的突变赋予了细胞一种能力，端粒没有随增殖而减短，所以理论上能够无限制地增殖生长。

人体正常细胞含有 46 条染色体，而癌细胞染色体多达 80 条，这使得它们的增殖速度激增，加上逃避了细胞凋亡程序，HeLa 细胞系由此成为增殖速度快、无限传代的第一种人源细胞系，是一种非常适合开展科学研究的人类细胞系。

HeLa 细胞系建立后，就被用以开发脊髓灰质炎疫苗并获得成功。它是全球使用最广泛的细胞系，至今传代超过 18 000 代，总量重达 5 000 万吨。在不到 24 小时的周期内，HeLa 细胞就能完成一次复制。几乎所有医学和生物学研究实验室里，都能找到这种细胞系。这种在体外能无限繁殖的癌细胞，为生命科学向细胞水平进军提供了新的路径。

全世界科学家分享了 HeLa 细胞系，并以此作为研究工具在各个领域取得科学发现成果，全球范围共有超过 14 万篇论文以 HeLa 细胞系为研究材料。

脊髓灰质炎病毒在 HeLa 细胞系中复制增殖效果好，而且感染细胞后引起显著病理变化。HeLa 细胞系为脊髓灰质炎疫苗研制提供了便利的工作条件，更作为整个生命科学领域的一种重要细胞系资源，至今仍为科学事业的进步发挥着巨大作用。

HeLa 细胞系的来源海瑞塔·拉克斯已经逝去，癌细胞无情地夺走了她的生命，却又为后来人留下了生的希望。

第二十七章
"灭活派"一战成名

乔纳斯·爱德华·索尔克从纽约大学医学院毕业后，进入密歇根大学研究流感病毒和流感疫苗。1947年，他离开密歇根大学，在匹兹堡大学重新开始研究脊髓灰质炎疫苗。

由于减毒活疫苗曾经取得的巨大成功，一般观点都认为病毒疫苗应当是毒性减弱的活病毒，只有这样才能具有与病毒相似的结构和功能。索尔克认为如果经过特殊方法处理，即使病毒被灭活，仍然可以诱导机体产生免疫力，使人在遭到活病毒袭击时得到良好的保护。他在流感疫苗的研究基础上，希望研制出一种灭活脊髓灰质炎疫苗。

1948年，索尔克在脊髓灰质炎病毒研究委员会会议上提出，从免疫学而非病毒学的角度去开发脊髓灰质炎疫苗，认识了解脊髓灰质炎病毒是一种途径，尝试如何诱导机体免疫反应也是一种途径。

这一观点与医学家阿尔贝特·布鲁斯·萨宾（Albert Bruce Sabin）和约翰·富兰克林·恩德斯等的观点分歧甚大。他们认为首先要了解病毒的结构和特性，在此基础上再设计开发脊髓灰质炎疫苗。他们的观点获得了大多数委员的赞同。

1952年,索尔克发明了一种新的病毒灭活方法,在猴神经细胞中培养得到脊髓灰质炎病毒后,使用甲醛让病毒失去活性,再接种动物仍可诱导免疫反应并获得保护能力。他用这种灭活疫苗,在已经感染了病毒的儿童身上进行测试,发现接种疫苗后受试患儿的抗体水平有显著提高。

1953年,索尔克公布了自己的这项研究成果,但是仍有不同声音反对灭活疫苗开展临床试验,主要针对的就是灭活疫苗的安全问题,声称这是一种不负责任的科学冒险。索尔克为了证实疫苗的真实效果,在自己、妻子和三个孩子身上做了试验,并继续申请开展灭活疫苗临床试验。

1954年春天,美国史上规模最大的双盲疫苗检测研究正式开始,全国近200万名6～9岁儿童参加了脊髓灰质炎灭活疫苗临床试验。检验灭活疫苗的时刻到来了!

1955年4月12日是罗斯福总统逝世十周年的日子,密歇根大学脊髓灰质炎灭活疫苗评估中心主任托马斯·弗朗西斯(Thomas Francis)在密歇根大学的拉克汉姆礼堂面对镜头,向500多名科学家、医生和记者宣布,经过一年试验,结果显示85%～90%注射了脊髓灰质炎灭活疫苗的受试儿童成功获得对抗脊髓灰质炎病毒的免疫力,灭活疫苗"不仅安全,而且有效"。

或许发布会的内容都是医学数据和专业术语,但疫苗成功的结论却是明确的。报告结束后，全美各地都举行了庆祝活动，教堂的钟声在城镇上空回响，人们庆祝脊髓灰质炎疫苗获得成功，如同刚刚取得战争胜利般喜悦。远在大西洋对岸的欧洲人也通过电波分享这一振奋人心的历史时刻。

索尔克把脊髓灰质炎疫苗看作全人类健康福祉，放弃申请灭活疫苗专利，让世界各国人民都能自由享受这份权益。为此，艾森豪威尔总统亲自授予索尔克"总统特殊勋章"。

也就是在 1955 年这一年，美国历史上最严重的疫苗安全事故"卡特事件"曝光。医护人员纷纷报告，一些儿童接种疫苗后出现脊髓灰质炎症状，并已有二次感染的病例。

调查结果显示，位于加利福尼亚州伯克利的卡特实验室（Cutter Laboratories）制造生产脊髓灰质炎疫苗时，灭活病毒不够彻底而导致疫苗里存在活病毒成分，这样的不合格疫苗却通过了安全检查而上市。尽管卡特实验室召回了所生产的脊髓灰质炎疫苗，但所造成的严重后果却无法挽回。这一事件直接导致接种疫苗的 12 万名儿童中，有 4 万名儿童感染脊髓灰质炎，164 名儿童终生瘫痪，5 名儿童死亡。

在调查结果清晰明确后，疫苗接种工作并未因此停滞，美国进一步采取安全质检措施，并大规模强制接种脊髓灰质炎疫苗。

1957 年，美国共接种 1 亿支脊髓灰质炎疫苗。短短两年时间，全美脊髓灰质炎感染人数从 1955 年的几万人快速下降至 1957 年的几千人，并在 1961 年又降低至数百人。

第二十八章
"减毒派"再战巅峰

　　脊髓灰质炎疫苗从设计开始，始终有两条发展路线。索尔克的灭活疫苗获得了成功，坚持另一条路线的萨宾也没有放弃。他坚持传统减毒疫苗策略，在实验室里培养和传代病毒，筛选毒力减弱的脊髓灰质炎病毒毒株。然而，这个过程要比研制灭活疫苗所需的时间长。

　　脊髓灰质炎减毒疫苗成本更加便宜，只有灭活疫苗的百分之一。灭活疫苗需要注射接种，减毒疫苗通过口服免疫，还可制成儿童糖丸。基于减毒疫苗自身设计路线和生物学性质，它是一种毒性减弱的脊髓灰质炎病毒，相对于灭活疫苗而言，不仅能够直接保护接种者自己，还能够通过弱毒传播间接保护周围人群。

　　这带来了两种疫苗在另一方面的比较，也正是由于减毒疫苗存在病毒感染性，可能小概率存在感染症状或疾病风险，大约百万分之一可能发生下肢瘫痪等后遗症。因此，美国同时批准了两种疫苗投入使用，根据地区和人群实际情况开展接种免疫预防疾病。

1955 年，由于脊髓灰质炎大流行和美国灭活疫苗开发成功，苏联病毒学家米哈伊尔·彼得罗维奇·丘马科夫（Mikhail Petrovich Chumakov）带队前往美国访问萨宾实验室，在了解到灭活疫苗和减毒疫苗两种途径的情况之后，最后选择了萨宾减毒疫苗的路线。

1959 年，萨宾的脊髓灰质炎减毒疫苗在苏联开展了临床试验，全国 1 000 万名儿童接种了疫苗，如此大规模的临床试验，参与人数远远超过了美国。原本在美国已有灭活疫苗的情况，很难再开展大规模的减毒疫苗临床试验，苏联却刚好能为减毒疫苗临床试验提供支持和帮助，并也获得了巨大的成功。

1960 年，苏联决定为全国 7 700 万 20 岁以下的人口全部接种减毒疫苗，萨宾本人也被授予列宁勋章。时隔三年以后，萨宾疫苗在美国也完成了临床试验并成功获批。

由于减毒疫苗具有成本低、口服方便、群体保护的优点，在美国很快得到推广，并被全球大部分国家和地区所接受。在 20 世纪 60 年代初，萨宾的口服脊髓灰质炎疫苗已经在全球多数国家成为标准疫苗，被纳入预防脊髓灰质炎疾病常规接种疫苗。

萨宾疫苗虽然具有很多优点，适合大规模接种预防控制疾病，但安全性是减毒疫苗的一个风险因素。进入 21 世纪，脊髓灰质炎在全球已经不再发生大流行，而局部和个例却时有发生，加之人口越来越多、接触范围越来越广，索尔克灭活疫苗的优点再次显现出来。

2000 年，美国疾病预防控制中心推荐灭活脊髓灰质炎病毒疫苗（poliovirus vaccine inactivated，IPV），建议只在特殊情况下接种减毒的口服脊髓灰质炎疫苗（oral poliovirus vaccine，OPV）。

灭活脊髓灰质炎病毒疫苗是由经甲醛灭活的脊髓灰质炎病毒制成的，主要通过肌肉注射方式接种，保护个体效果显著，但不能保护人群中的未接种者。灭活脊髓灰质炎病毒疫苗不会引起疫苗相关麻痹型脊髓灰质炎，但其成本达口服脊髓灰质炎疫苗的百倍以上。

口服脊髓灰质炎疫苗是由毒力减弱脊髓灰质炎病毒制成的，可于有限时间在肠道内复制，诱导机体产生免疫力，常见的剂型是糖丸、口服滴剂。接种口服脊髓灰质炎疫苗的儿童中，95% 能形成针对脊髓灰质炎病毒的免疫力。口服脊髓灰质炎疫苗还能够对未接种者产生保护效应，但在罕见情况下会出现疫苗相关麻痹型脊髓灰质炎病例。

1988 年全球根除脊髓灰质炎行动以来，使得 1 000 多万原本可能瘫痪的人如今可以正常行走。对于当前世界上的大部分国家和地区，脊髓灰质炎大流行已经是很久以前的事了。

以 2013 年 7 月全球脊髓灰质炎灭活疫苗和减毒疫苗接种数据看，在 194 个国家和地区中，有 125 个免疫接种全部使用减毒疫苗，有 50 个全部使用灭活疫苗，另 19 个使用灭活疫苗加减毒疫苗的免疫接种模式，这其中的 17 个是针对高危人群、免疫缺陷或受损人群进行灭活疫苗接种。

第二十九章
预防为主

"得让老百姓知道怎么样来保护自己，得普及这些知识，得让老百姓知道。预防为主，预防为主啊!"这是"糖丸爷爷"顾方舟留下的肺腑之言和至诚嘱托。

顾方舟是中国著名医学科学家、病毒学家。他在中国首次分离出脊髓灰质炎病毒，成功研制出首批脊髓灰质炎疫苗。他将自己的一生奉献给了与疾病的斗争，奉献给了全国人民的健康幸福，奉献给了全世界公共卫生的伟大事业。在中华人民共和国成立七十周年之际，顾方舟获得"人民科学家"国家荣誉称号。

1958年，顾方舟在我国首次分离出脊髓灰质炎病毒。那个时候，我国脊髓灰质炎年平均发病率是十万分之二三，但是有些地区发病率高达十万分之三十几。为更好地研制出预防脊髓灰质炎疾病的疫苗，他和同事远赴云南昆明，筹建中国医学科学院医学生物学研究所。

云南地区物种资源丰富，有利于开展动物实验，而当时在这里建立一个科学研究机构却并不容易。在有限的条件下，不仅仅要满足动物实验基本条件，还要建立一整套科学研究设施、设备和材料技术，这一切要靠他们自己去创造。

1959 年，顾方舟等 4 人被派往苏联了解脊髓灰质炎疫苗情况，搜索查阅文献和跟踪最新进展。当时灭活疫苗已经正式上市，减毒疫苗虽未正式公开，但在苏联已经开始试用，免疫效果也得到证实。在认真比较灭活疫苗和减毒疫苗之后，顾方舟代表小组提出了首先研制减毒疫苗的建议，并得到了国家的认可，于是中国脊髓灰质炎疫苗研制项目正式启动。

在脊髓灰质炎疫苗临床试验阶段，第一期受试的 10 名儿童中，有顾方舟自己的儿子，还有他同事们的孩子。在完成了所有三期临床试验后，中国脊髓灰质炎疫苗终于研制成功！

1960 年 12 月，我国首批 500 万人份脊髓灰质炎疫苗问世，在全国 11 个城市推广免疫接种，效果非常明显，疾病发病数量大幅下降。城市中的脊髓灰质炎疫情控制住了，中国广大的农村地区如何才能有效开展免疫接种，这是全国公共卫生面临的一大难题。

对减毒的脊髓灰质炎病毒活疫苗，特别要注意防止弱病毒失去活性，所以需要在生物制品保藏和运输上下功夫。那时中国中小城市、农村和偏远地区交通不便，药物的运输和保藏十分不易。要在这些地方开展免疫接种，还需要对基层卫生站工作人员进行专业知识和正确接种方法的培训。儿童接种又不同于成人，自主免疫意识比较弱，需要解决如何适应儿童接种的问题。

答案就是"糖丸"。

"糖丸"将液体疫苗有效成分进行包裹，常温下能存放多日，在冰箱里可保质两个月，而且实践中能把保温瓶的保温功能发挥出来，这样就解决了偏远地区的运输和保藏问题。

技术难题解决了，接下来就是要如何落实免疫计划。中国幅员辽阔、人口众多，让全国的适龄儿童都接种疫苗，才能真正让脊髓灰质炎无机可乘。顾方舟率领团队研究制定了免疫策略基本原则：以乡、镇、县为单位，适龄儿童接种率达到 95% 以上；在 7～10 天内完成全部疫苗接种。

这样严格的免疫策略要得到贯彻，离不开国家根除脊髓灰质炎疾病的决心和行动，更离不开一线防疫人员尽职尽责的科学落实。1965 年，中国农村逐步推广脊髓灰质炎疫苗，发病率明显下降。1978 年，计划免疫开始实行，脊髓灰质炎病例数持续下降。

1990 年，全国消灭脊髓灰质炎规划启动，此后几年病例数快速下降。自 1994 年我国最后一例患者病例报告之后，至今再没有由本土脊髓灰质炎病毒引发的病例。2000 年，卫生部举行"中国消灭脊髓灰质炎证实报告签字仪式"，顾方舟签字见证了这个历史性时刻，随后世界卫生组织宣布中国为无脊髓灰质炎国家。

顾方舟一生致力于消灭脊髓灰质炎的公共卫生事业，深深感受到中国人口众多的实际国情不能等到人们生病之后再去治，所以他总是反复强调，以疾病预防为主是基本原则，提倡健康教育具有重要意义。

　　20 世纪 40 年代末，顾方舟从北京大学医学院毕业后，选择了流行病学和微生物学研究，走上了防治传染病的公共卫生事业的道路。"当医生固然能救很多人，可从事公共卫生，却可以让千百万人受益。"

　　这不禁让人想到一位骨头最硬的文豪，他也曾放弃学医转而去除人们精神痼疾。他曾写道："我每看运动会时，常常这样想：优胜者固然可敬，但那虽然落后而仍非跑至终点不止的竞技者，和见了这样竞技者而肃然不笑的看客，乃正是中国将来的脊梁。"

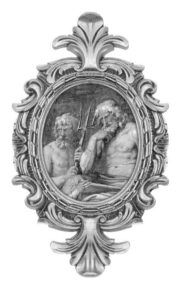

格物·火神的利器

"赫菲斯托斯在奥利匹斯山的熊熊烈火中锻造武器，众神都不禁赞叹如此巧夺天工的奇迹。"

——人类进入分子的世界里，在科技光芒的照耀下，探秘微观时空的生命宝藏。

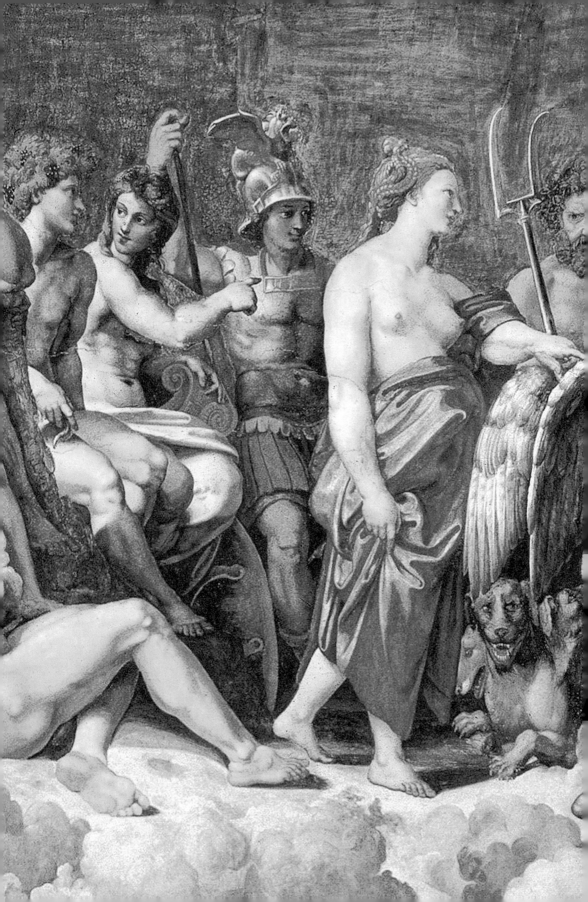

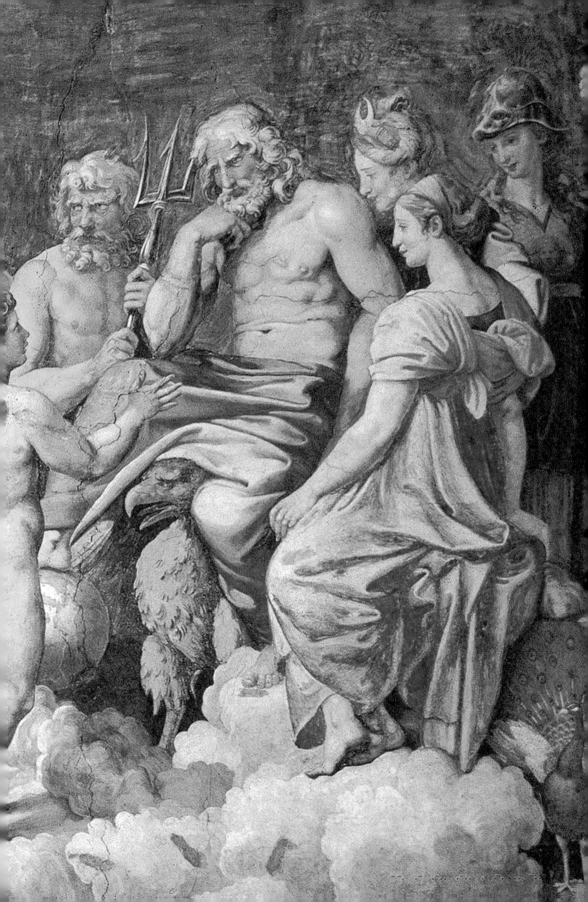

第三十章
"马赛克"

烟草花叶病毒（tobacco mosaic virus，TMV）是人类发现的第一种病毒，科学家通过解析生物大分子，呈现出了这种最简单的生物本质。

1935年，美国生物化学家温德尔·梅雷迪思·斯坦利（Wendell Meredith Stanley）研究发现，胰蛋白酶能够抑制烟草花叶病毒感染活性，胃蛋白酶能够使其彻底失去感染活性，这一结果显著提示了病毒的蛋白质特性。

斯坦利从上吨重的烟草花叶病烟叶中提取病毒，通过酶类蛋白质结晶技术，成功获得高纯度的烟草花叶病毒结晶体。他在显微镜下观察了病毒纯化的针状结晶。

他把结晶溶在水中涂抹到健康的烟草叶上，这些烟草植株就会发生烟草花叶病。即使稀释十亿倍或重复结晶十次病毒仍然具感染性。而且，给动物注射这种结晶后获得的抗血清，具有中和烟草花叶病毒的功能活性，能够抑制烟草花叶病毒的感染活性。各种试验结果都证明了这种结晶物具有蛋白质性质，并且它有着高达几千万道尔顿的分子量。

斯坦利在《科学》杂志发表了这一研究成果，提出烟草花叶病毒是一种具有自我催化能力的蛋白质，病毒复制增殖需要活细胞。在美国加利福尼亚大学原斯坦利的实验室中，保留着一个标注着"Tob. Mos."的试验瓶，里面就是斯坦利第一次提纯的烟草花叶病毒。

1936 年，英国洛桑实验站的弗雷德里克·查尔斯·鲍顿（Frederick Charles Bawden）和剑桥大学的诺曼·温盖特·皮里（Norman Wingate Pirie）在检测烟草花叶病毒结晶时发现，结晶中的氮含量为 16.7%，磷含量为 0.5%，糖含量为 2.5%。基于生物分子基本生化性质，他们提出烟草花叶病毒是由约 95% 的蛋白质和 5% 的核酸组成的核酸–蛋白质复合体。而且，他们注意到烟草花叶病毒溶液具有各向异性，由此推测烟草花叶病毒颗粒呈杆状。

1939 年，德国科学家古斯塔夫–阿道夫·考施（Gustav-Adolf Kausche）将烟草花叶病毒与胶体金材料处理后，第一次在电子显微镜中观察并拍摄了烟草花叶病毒电子显微镜照片。在照片中，烟草花叶病毒形态的确呈现为杆状，直径约 15 纳米，长度 150～300 纳米。

烟草花叶病毒结晶及其化学本质的发现，引导人们进入分子水平层面认识病毒化学本质和生命简单形态，为分子生物学和病毒学的发展奠定了重要基础，人们通过认识病毒本质开启了分子生物学的新篇章。

病毒的发现历经波折和挑战，人们在否定和自我否定过程中，不断刷新和修正对生命本质的认识。

1898 年，荷兰细菌学家马丁努斯·威廉·贝耶林克（Martinus Willem Beijerinck）意识到病毒的存在，但或者多少还有一些细菌的概念在其中。在他之前的科学家都进行了烟草花叶病滤过性感染试验，在细菌学说的影响下提出了细菌分泌毒素等假设。贝耶林克在实验事实基础上，明确提出了"滤过性的流体"概念；虽然只是病毒概念的雏形，却从理念上突破了细菌概念，提示了可能存在的极端生命形式。

1935 年，斯坦利发现了病毒所具备的蛋白质特性，并成功纯化出烟草花叶病毒结晶体，而病毒本质上的蛋白质占比确实很高，但并非只有蛋白质成分。

1936 年，鲍顿和皮里从化学成分分析入手，结合病毒所含元素成分和比率推测，蛋白质不是病毒唯一的生命物质，进而提出了核酸–蛋白质复合体的推论。后来的事实也证明的确如此。

1939 年，考施在电子显微镜下观察到了烟草花叶病毒的杆状结构，正是基于对病毒概念、纯化结晶体、化学成分性质的掌握，在微观世界捕捉到了病毒粒子的影像形态。

1956 年，阿尔弗雷德·吉雷尔（Alfred Gierer）和格哈德·施拉姆（Gerhard Schramm）通过苯酚溶液将烟草花叶病毒中的 RNA 与蛋白质分离，将提纯过的 RNA 感染了健康的烟草叶；用核糖核酸酶处理 RNA 后，则无法再感染健康的烟草叶。吉雷尔和施拉姆提出 RNA 是一种遗传物质，在接种的烟草叶中能诱导合成新的病毒。

从具有感染性的流体，到蛋白质结晶、核酸-蛋白质复合体、病毒杆状颗粒形态、感染性遗传物质 RNA，科学家对病毒的研究，刷新了人们对生命的认知，也留下了科学思维的深刻启发和激烈碰撞，成为全人类文明的智慧宝藏。

第三十一章
强扭的瓜不甜

　　蛋白质是由氨基酸"链接"方式组成多肽链，经过折叠形成具有一定空间结构的生物功能活性物质，以氨基酸为基本单元，氨基酸序列决定了蛋白质特殊的立体结构和功能。

　　每一种蛋白质都有唯一、确切的氨基酸序列，氨基酸蛋白质肽链的排列顺序称为蛋白质一级结构（primary structure)。天然蛋白质由 20 种氨基酸分子组成，由肽键连接形成的化合物称为肽。

　　蛋白质二级结构（secondary structure）是按一定的规律卷曲如 α 螺旋的螺旋结构或如 β 折叠的折叠结构形成的特定空间结构；肽链在二级结构的基础上进一步形成更复杂的空间结构为蛋白质三级结构（tertiary structure）；三级结构多肽链按一定空间排列方式结合形成的聚集体结构称为蛋白质四级结构（quaternary structure）。

　　1961 年，美国科学家克里斯蒂安·伯默尔·安芬森（Christian Boehmer Anfinsen）拆开单链核糖核酸酶的四个二硫键，发现可重新连接并恢复酶活性。他在此基础上研究提出蛋白质结构理论"热力学假说"（thermodynamic hypothesis）。一级结构决定高级结构，明确清晰地解释了酶结构活性与其所含氨基酸序列的因果关系。

在这个"结构动力学"理论中提出，正确的二硫键配对信息、决定蛋白质天然结构信息，都包含在氨基酸序列中。一个天然蛋白质的三维结构是整个系统的吉布斯自由能最低的结构，因此，蛋白质在特定环境下的天然构象即由组成它的所有原子相互作用总和决定，也就是氨基酸序列决定蛋白质结构。

这是隐藏在科学事实中的科学规律，随着技术的不断进步和发展，我们会发现越来越多的科学事实，然后去找到符合事实的依据或者原因，这是一件了不起的工作。但是，在有许多科学事实构成的复杂谜团里，能够发现共性的科学规律和自然法则，真需要厚积薄发、从量到质的飞跃。

安芬森从理论上指明了化学合成酶的道路，蛋白质的高级结构是由最基础的一级结构来决定的。"中心法则"指出了遗传信息的传递 DNA—RNA—蛋白质，"热力学假说"提出了氨基酸顺序决定了蛋白质结构，于是从遗传物质核酸到功能单元蛋白质的生命链条更加牢固了，为科学家系统研究生命中物质、信息、功能指明了科学路径。

1972 年，安芬森因蛋白质氨基酸序列与生物活性构象之间联系的研究贡献，即"蛋白质的一级结构决定其高级结构"理论，获得诺贝尔化学奖。

1958 年夏天，在与美国相隔太平洋的东方，中国科学院上海生物化学研究所正在进行一场热烈讨论："合成一个蛋白质"。

合成蛋白质，就需要解析蛋白质结构，胰岛素结构刚刚被破译，也是当时唯一已知的蛋白质结构，于是研究对象目标确定了——胰岛素。天然胰岛素有 A、B 两条链，在合成胰岛素之前先把两条链拆开，再组合后如果仍有活力，那么就可以从一个个氨基酸开始合成两条单链，两条单链再拼接成蛋白质合成胰岛素。

人工合成胰岛素项目在 1958 年底被列入 1959 年国家科研计划，并获得国家机密研究计划代号"601"，意思是"六十年代第一大任务"。综合考虑牛、羊、猪三种已知序列胰岛素，中国将蛋白质合成方向定为牛胰岛素。项目启动后，中国科研团队人工合成的胰岛素 A、B 两条链显示出了生物活性，项目获得阶段性成果。

当时从国外的报道中得知，加拿大、美国、联邦德国、英国也已经开展人工合成胰岛素工作，进展速度也很快。1964 年，联邦德国、美国已经先后发布合成了胰岛素，但是蛋白质活性很低。

中国在北京和上海的两个研究组合并，中国科学院上海有机化学研究所和北京大学负责合成 A 链；中国科学院上海生物化学研究所负责合成 B 链，以及两条链连接合成胰岛素蛋白质。

1965 年 9 月 17 日，中国科学家在世界上第一次获得人工合成牛胰岛素结晶。人工合成牛胰岛素与天然胰岛素一样具有活性功能。人工牛胰岛素成功合成后，中国科学家代表于 1966 年赴欧洲参加学术会议，在会议上报告了人工合成胰岛素的工作，获得国际科学界的普遍认可。

　　如此重大的科学突破，为何与诺贝尔奖擦肩而过呢？中国人工合成牛胰岛素的目标是获得合成产物，在这项任务攻坚战中，无论是在取得阶段性成果，还是在克服合成困难完成目标中，都是以最终目标为导向。国际上也针对这个热点工作开展研究，在合成目标产物的过程中，将实验中的事实和问题提炼出科学思想和科学理论。

　　1966 年 12 月 24 日，《人民日报》头条刊登的《我国在世界上第一次人工合成结晶胰岛素》指出："这一杰出的重大成就，标志着人类在揭开生命奥秘的伟大历程中迈进了一大步，为生命起源的唯物辩证学说取得了一项有力的新论据。"

第三十二章

反其道而行之

20 世纪 50 ~ 60 年代，戴维·巴尔的摩（David Baltimore）、雷纳托·杜尔贝科（Renato Dulbecco）以及霍华德·马丁·特明（Howard Martin Temin）在研究劳斯肉瘤病毒（Rous sarcoma virus，RSV）时发现，单链 RNA 病毒在逆转录酶（reverse transcriptase）的作用下将 RNA 逆转录成 DNA，然后整合到宿主细胞染色体上，触发细胞非正常增殖而转化为癌细胞。

三位科学家因发现了肿瘤病毒和细胞的遗传物质之间的相互作用，共同获得 1975 年诺贝尔生理学或医学奖。

病毒引起肿瘤不止劳斯肉瘤病毒引发鸡肿瘤这一例个案。科学家相继发现 EB 病毒与鼻咽癌、人乳头瘤病毒与宫颈癌、肝炎病毒与肝癌等案例。

逆转录病毒（retrovirus）属于 RNA 病毒，病毒遗传信息储存在 RNA 上。病毒 RNA 不进行自我复制，在宿主细胞中通过逆转录酶合成双链 DNA，双链 DNA 通过整合酶整合至宿主细胞染色体 DNA，即"原病毒"（provirus）又称前病毒，原病毒随宿主细胞分裂传递给子代细胞。

逆转录酶是一种以 RNA 为模板合成 DNA 的酶，逆转录酶催化病毒 RNA 合成 DNA 的过程称为逆转录。发现逆转录酶，丰富了"中心法则"的科学内涵，科学家不仅了解到了基因转录、复制以及整合全新方式，而且将逆转录病毒改造成载体在哺乳动物细胞中传递遗传信息，应用在基因治疗的临床医学领域。

1958 年，特明等发现了劳斯肉瘤病毒的一种特殊性质：一般病毒在感染宿主细胞之后，会进行大量的复制增殖，最后导致细胞裂解，新的病毒颗粒继续感染其他细胞；但是劳斯肉瘤病毒却没有那样做，而是致使宿主细胞结构特征发生变化，如同与宿主细胞融为一体。

这个病毒感染细胞的特别现象引起了他们的兴趣，难道说病毒与细胞之间产生了内在联系，如果是这样的话，遗传信息就一定会表现出来。果然，劳斯肉瘤病毒的遗传信息与宿主细胞的遗传信息有关联，在宿主细胞基因组中竟发现了病毒的基因信息。

但是，矛盾出现了。劳斯肉瘤病毒是一种 RNA 病毒，病毒 RNA 的下一步行动应该是翻译成蛋白质，而不会与"中心法则"相反方向转录成 DNA。可是，实验结果却准确无误地显示，在宿主细胞基因组中发现了病毒 RNA 信息，唯一合理的解释就是 RNA 确实反方向转录成 DNA，而要完成这一过程需要生物活性物质——酶。

科学的探索注定是孤独的，犹如在黑暗中寻找光明之路，尤其是在固有思想与真知实践出现矛盾时，更是对科学精神的考验。

1969 年，特明研究团队终于找到了病毒的逆转录酶，麻省理工学院巴尔的摩团队在研究鼠白血病病毒时也发现了这种酶。事实证明了逆转录病毒的遗传信息特殊方式，这与"中心法则"的基本原则不冲突，而是对"中心法则"的补充和完善。这种特殊的逆转录模式，再次刷新了人们对生命的理解，以更加系统全面的视野认知生物分子的微观世界。

第三十三章
基因"拼图"

人们对 DNA 和 RNA 功能的认识越丰富，就越会激起借助分子技术实现生物功能的激情。

1972 年，美国生物化学家保罗·伯格（Paul Berg）在开展基因研究的过程中，将动物病毒 SV40 的遗传物质 DNA，与噬菌体 P22 的遗传物质 DNA 连接在一起，由此构成了重组 DNA 分子。

此后，他又设计了许多种方法，来实现在选定的位点分开 DNA 片段，并使分子片段连接到病毒或者具有自我复制功能的质粒载体上，使 DNA 片段通过载体进入细胞。当这些外源 DNA 进入宿主细胞中，其所携带的遗传信息被细胞识别，就能够合成外源 DNA 所编码的功能蛋白质，比如，在细菌中表达哺乳动物激素。

在自然界中发生基因重组（genetic recombination）的一个例证就是重组病毒，不同病毒感染同一宿主细胞，在感染过程中病毒遗传物质发生重组，产生了与亲代不同的子代病毒。

例如，流感病毒两个或者多个亚型之间可发生基因重组，重组后的病毒拥有不同于重组前的血凝素（HA）和神经氨酸酶（NA），于是，流感病毒新亚型就会出现，或者已有的病毒亚型发生变异，成为致病性、感染性更强的流感病毒。不仅如此，候鸟、家禽、猪等动物所携带的流感病毒也会与人流感病毒发生基因重组，常常会引发流感流行甚至全球大暴发。

1962 年，英国剑桥大学弗雷德里克·桑格（Frederick Sanger）在研究蛋白质时遇到了 DNA 测序问题。核酸序列决定了氨基酸序列，而氨基酸序列决定蛋白质结构功能。当他深入研究 DNA 测序方法时，发现这是一个非常好的研究方向，改而将此作为自己的主要研究目标。

1977 年，桑格等人发明了一种高效的 DNA 测序方法——双脱氧法（dideoxy termination method），又称链终止法（chain termination method）。1978 年，桑格用它完成了含有 5 375 个核苷酸的噬菌体 DNA 序列测定，以及含有 16 338 个核苷酸的人类线粒体 DNA 序列测定。相比而言，在此之前所能测定的核苷酸数量不超过 100 个，这种方法很快在全球推广，从此人类进入了解码 DNA 序列的"快车道"。

1977 年，沃尔特·吉尔伯特（Walter Gilbert）等人也建立了一种 DNA 碱基序列测序方法——DNA 化学测序法（chemical method of DNA sequencing），又称化学降解法（chemical degradation method）。这一测序方法是，通过化学方法将 DNA 降解为一系列不同长度的核苷酸片段，基于一系列被降解的 DNA 片段长短，测定出所有片段的 DNA 序列；通过被放射性同位素标记的 DNA 片段末端，决定片段在 DNA 上的对应位置，将这些片段序列信息拼接起来，就完成了 DNA 的完整序列测定。

1980 年，伯格、吉尔伯特和桑格共同获得诺贝尔化学奖。基因重组技术使人们能够实现遗传信息操作，为基因工程在医学、工业、农业等许多领域应用开辟了道路。先进的 DNA 测序技术让人类能够破译复杂的基因信息，从而孕育了雄心勃勃的"人类基因组计划"。

第三十四章
当 X 光遇见电子

1953 年，英国科学家阿龙·克卢格（Aaron Klug）在伦敦大学晶体实验室工作，一次偶遇化学家罗莎琳德·埃尔茜·富兰克林（Rosalind Elsie Franklin），他们一起合作开展烟草花叶病毒结构研究。1958 年，克卢格与唐纳德·卡斯帕（Donald Caspar）研究发现了包括脊髓灰质炎病毒在内的几种球状病毒的空间结构规则。

1962 年，克卢格与约翰·芬奇（John Finch）利用电子显微镜确定了几种球状病毒的三角化数量。1968 年，克卢格与戴维·德罗西耶（David DeRosier）通过不同角度将多张二维粒子快照组构建三维图像，运用傅里叶变换（Fourier transform）解构图像信息。

克卢格把 X 射线晶体学和电子显微镜技术结合起来，用以揭示病毒和细胞内重要遗传物质的详细结构。他把一种结晶物质的电子显微照片在激光下曝光，当激光照在底片图像上时，就会发生衍射或散射现象，从图样信号计算转换为更加清晰详尽的照片。

晶体各个"面"的二维图像，汇总成一个完整生物大分子结构立体图像，如烟草花叶病毒的杆状形态是由以核糖核酸为中心的一百多个圆片堆叠而成。

克卢格发明了显微照相进行 X 射线衍射（X-ray diffraction）的技术方法，用以从研究单一结构病毒到研究一些动物细胞的结构，如染色质。由于染色质是一个生物大分子的聚集体，且生物大分子体积太大，克卢格把染色质分成适用于晶体显微条件的小体积，结合 X 射线衍射和电子显微技术分别显像，总汇小体积染色质结构信息还原染色质完整结构模型。

克卢格研究团队通过研究提出了染色质基本特征，分析了很多与 DNA 或 RNA 相互作用的蛋白质，包括烟草花叶病毒盘状蛋白、转运 RNA、核酶等。这种结构生物学显像的创新思想和技术方法，促进结构生物学快速发展，陆续揭示了许多重要的蛋白质结构和功能。

1982 年，克卢格由于在发展晶体学电子显微镜技术及解析核酸–蛋白质复合结构方面做出的卓越贡献，获得诺贝尔化学奖。

第三十五章
RNA "创世纪"

20 世纪 80 年代，美国科学家托马斯·罗伯特·切赫（Thomas Robert Cech）和悉尼·奥尔特曼（Sidney Altman）发现 RNA 具有生物催化功能，并将其称为 RNA 催化剂或核酶（ribozyme），他们因此获 1989 年诺贝尔化学奖。核酶是一类具有催化功能的 RNA，它改变了人们以往认为只有蛋白质才具有催化功能的观念。

1982 年，切赫在对原生动物四膜虫的核糖体 RNA 进行研究时发现，一个需要酶参与的生物化学过程，可以在没有任何蛋白质存在的情况下发生，并由此证明了 RNA 具有类似酶的催化功能。

1983 年，奥尔特曼在研究细菌核糖核酸酶 P（RNase P）时发现，大约有 400 个核苷酸 RNA 单独存在时，具有切割核糖体 RNA 前体的活性功能。这证明了 RNA 分子具有全酶活性。

在核酶被发现之前，人们已经发现具有催化活性的酶都是蛋白质。RNA 具有酶的活性功能，不仅刷新了科学界对核酸分子的认识，而且在人类认识生命起源的这个终极问题上，提出了一个重磅假说——生命起源于 RNA。地球上最早的生命物质是兼具生物催化功能和遗传信息功能的 RNA 或类 RNA，而非目前生命两大功能的载体——蛋白质和 DNA。

1986 年，诺贝尔化学奖得主吉尔伯特在《自然》杂志上发表文章，提出了著名的"RNA 世界假说"（RNA world hypothesis），成为生命起源最有影响力的理论。

20 世纪 60 年代以来，RNA 作为生命起源物质的观点一直陆续被提出，主要都是基于 RNA 在生物体普遍存在的事实。在 DNA 转录 RNA，再翻译蛋白质过程中，就有信使 RNA（mRNA）、核糖体 RNA（rRNA）和转运 RNA（tRNA）三种 RNA 全程参与。RNA 病毒的发现，更是证实了存在没有 DNA 的生命形式，佐证了 RNA 是最早生命起源物质的科学性和合理性。

如果生命起源于 RNA 世界，此世界到底是什么样呢？

在远古的地球上，来自原始大气成分的小分子，在电闪雷鸣的混沌时空中，随机形成了核苷酸然后进入海洋，在水分子的环绕中结合成 RNA 小分子。某些具有复制和催化功能的 RNA 小分子更适应环境，于是积累优势获得更好的生存机会，而其他小分子在这阶段渐渐被淘汰。

RNA 分子在进化中开始出现分化，一部分能够催化氨基酸合成肽，被合成的肽与 RNA 相互作用，进一步强化

RNA 复制能力，RNA 信息复制到更加稳定的 DNA 分子上。如此一来，RNA、DNA、蛋白质协同演化，升级为更为准确的 DNA 复制系统，更为丰富的 RNA 转录翻译系统，以及更为强大的蛋白质功能系统。

如此一来，地球生命走向了更加多样性和更具适应性的传奇征程。

在 RNA 世界的原始蛋白质合成系统中，与 RNA 互补的 DNA 分子成为基因遗传信息的储存中心，RNA 分子承担了信息传递和合成蛋白质的核心中枢的作用，蛋白质分子负责生物活性功能的实现和能量代谢。为了满足这样复杂而精密的生命体系，类脂物质围绕着 RNA 世界的功能生物分子，演化构成相对独立的分子空间，朝着高级生命形态迈出前进的步伐。

病毒是由蛋白质包裹的核酸作为基本结构，在种类繁多的病毒中，仅由一个有感染性的 RNA 分子构成的类病毒显得尤其特殊。如果从病毒的进化来考虑，细胞起源假说（cellular origin hypothesis）认为病毒可能是从细胞中"溜掉"的元件，病毒的基因来源于细胞基因。这一假说也被称为漂荡假说（vagrancy hypothesis）。

法国生物学家帕特里克·弗泰尔（Patrick Forterre）发现病毒 DNA 复制酶机制不同于细菌和真核生物，认为病毒是处在物种进化的中心位置，其他物种 DNA 反而源自病毒。

他提出 RNA 是最早遗传信息载体，并形成了以 RNA

为基因组类单细胞生物。由于 RNA 自身性质不稳定，细胞 RNA 易形成小片段，小片段被蛋白质包裹，就形成了最初的病毒。病毒去侵染细胞，遭到细胞防御抵抗，它们产生降解 RNA 的蛋白质来分解外来的病毒 RNA。这一系列 RNA 分子生物学过程，就是人们发现细胞降解外源 RNA 机制的起源，即 RNA 干扰（RNA interference，RNAi）现象。

由此，病毒也在不断进化适应环境，变异修饰自身的基因组，由单链变成双链、由 RNA 变成 DNA，病毒遗传物质更加稳定、功能更强，以拮抗宿主免疫。当病毒在宿主细胞中寄宿以后，由于 DNA 比 RNA 更稳定而取代宿主 RNA，成为细胞唯一遗传物质。

所以，细胞 DNA 来源于病毒 DNA，细胞核源于病毒。生命也许从这里开始绽放出绚丽的光华，诞生了高级智慧和人类文明。

第三十六章
DNA "展宏图"

聚合酶链反应（polymerase chain reaction，PCR）的主要内容不是一种酶，也不是一条链，而是一种核酸放大技术。微量的核酸难以检测，如果核酸量呈几何级数扩增，就容易获取其中的信息，这就是聚合酶链反应的"超级放大"功能。

1953 年，发现 DNA 双螺旋结构开启了人类解密遗传信息的浩瀚工程。1956 年，DNA 复制必需的聚合酶（polymerase）被发现，于是人工复制和扩增 DNA 在全球实验室得以开展，人们获取的 DNA 数据量开始大幅提升。

然而，虽然传统的人工复制 DNA 方法很简单，但是操作繁杂而且效率很低。通过聚合酶将样品 DNA 扩增一倍，热处理扩增后的样品拆开 DNA 双螺旋链，聚合酶经热处理后会失去活性；然后，重新添加新聚合酶再扩增一倍，反复重复以上步骤，直至达到所需 DNA 用量。整个过程非常耗时耗力。

聚合酶链反应大大提高了 DNA 扩增的效率。以样品

DNA 作为模板设计两个单链的核苷酸引物，引物是很短的核苷酸序列，与模板 DNA 的两端序列互补，加入一种耐热的 DNA 聚合酶，再加入四种 DNA 碱基核苷酸原料腺嘌呤（A）、鸟嘌呤（G）、胸腺嘧啶（T）和胞嘧啶（C），这样就把反应所需都备齐了。

在一个可以传热的试管中，通过温度的变化，加热使模板 DNA 双螺旋解开成为单链，降温使引物与 DNA 单链互补匹配结合，在聚合酶催化活性作用下，核苷酸碱基原料像链条一样沿着引物延伸，直到一条新的互补 DNA 双链形成。重复这样的温度变化过程，DNA 链又随着反应进行复制扩增。设置合适的循环次数，就能获得足量所需的目标 DNA。

在平均不到 2 分钟的一次循环后，DNA 量呈指数倍增，1 小时就能完成 30～40 次循环，获得超过 10 亿量级的 DNA 序列拷贝。

1979 年，凯利·班克斯·穆利斯（Kary Banks Mullis）在美国加利福尼亚州一家生物技术公司任职，主要从事核苷酸合成技术工作。1983 年，他在一次周末度假的路途中，望着盘旋的公路若有所思，一幅画面出现在脑海中，似乎是 DNA 双螺旋高效复制的场景。

穆利斯把这个奇妙的想法从海边带回实验室，大概酝酿了 8 个月时间，向公司介绍了他的这个 DNA 合成的设想。听上去的确是一个好办法，不过是不是能成功得在具体操作中来验证，公司同意穆利斯试一试。

1983 年，穆利斯陆续开展了一些试验尝试，结果没有显示出说服力。1984 年，公司给了他最后一年期限。成败在此一举，这一次穆利斯得到了 3 名技术人员的支持，这使得许多分子生物学的具体问题得到解决。11 月，试验结果显示聚合酶链反应可以实现。

1985 年，聚合酶链反应正式发表在《科学》杂志上。1986 年，穆利斯参加"人类分子生物学"专题会议，报告了聚合酶链反应的发明原理和实际应用成效，聚合酶链反应的强大功能开始施展威力。

此时的聚合酶链反应操作中，基本的技术体系已经形成，可是有一种生物材料亟须替换，就是对高温敏感的 DNA 聚合酶。最初的 DNA 聚合酶来自大肠杆菌，聚合酶在高温条件下失去活性，仍需在每次循环后重新加入，限制了这项技术的合成效率。

1986 年，穆利斯提出聚合酶链反应中应用耐高温酶的想法时，发现有人开展过耐高温 DNA 聚合酶的研究工作。

俄亥俄州辛辛那提大学的一名学生钱嘉韵（Alice Chien），曾研究美国黄石公园热泉里发现的水生嗜热菌（*Thermus aquaticus*），并从细菌细胞中分离出了耐高温的 *Taq* DNA 聚合酶。

于是，聚合酶链反应开发团队按照文献材料方法，用了三周时间分离纯化出 *Taq* DNA 聚合酶，并立即将其应用在扩增方法中，果然取得了非常好的效果。*Taq* DNA 聚合酶极大简化了技术操作，并且酶活性和特异性非常高，聚合酶链反应从此走向世界。

时至今日，这种耐高温的 DNA 聚合酶还在现代聚合酶链反应体系中被广泛应用。1993 年，穆利斯因发明聚合酶链反应获得诺贝尔化学奖。

聚合酶链反应方法不断加强和升级，DNA 复制长度从几千个碱基到几万个碱基，扩增对象由 DNA 延伸到 RNA 逆转录为 DNA，扩增检测方法由定性检测升级至定量分析。无论是从反应效率、速度、准确度，还是从应用范围、应用领域、分析方法等方面，聚合酶链反应都迸发出极大的应用价值和巨大潜力，成为先进分析生物技术领域的核心技术之一。

在犯罪现场调查中，DNA 证据可以从现场血液、皮肤、毛发中获取，让罪恶行为无所遁形。在历史考古中，从只言片语资料或零星文物遗迹中难以确证的历史人物、难以认定的物种，也能通过 DNA 分析发现蛛丝马迹，拼出尘封的证据碎片。在对疾病病原，如病毒、细菌的检测中，从咽喉部用拭子蘸取微量人体样本，就能找到微生物是否曾经来过的密码讯息。

聚合酶链反应最初的应用，主要是开展核酸研究，无意间却令世界惊艳。

第三十七章

"绿光"

　　我们看见夜幕下飞舞的萤火虫，欣赏大海里似繁星点点的发光水母，会不会感叹这些神奇的动物竟会发光，难道是它们体内小宇宙在燃烧，抑或是肩负起拯救宇宙的原力正在觉醒。

　　1961 年夏天，下村修（Osamu Shimomura）也在海边琢磨海洋生物发光的这件事，他所看到的发光生物是维多利亚多管发光水母（*Aequorea victoria*）。下村修带着妻子一起去海里捉水母，努力工作一天能够收获大约 3 000 只，整个夏季能收获 5 万~10 万只水母。这么庞大数量的水母去除水分，也就是差不多足球大小。

　　下村修对这些试验样品进行研究后发现，海水中的钙离子能够刺激水母组织发光。1962 年 2 月，他从试验样品中提纯了约 5 毫克发光蛋白——水母素（aequorin），在进一步的研究中又发现了另一种在紫外光照射下能发出强烈绿色荧光的蛋白质。

　　下村修经研究认为，生物发光过程是一个能量传递过程，钙离子刺激水母发光蛋白（水母素）发射出蓝光，蓝光刺激另一种蛋白质发出绿光；并且，不仅是蓝光可以激发它，其他的光源也可以激发它。

这种神奇的蛋白质就是绿色荧光蛋白（green fluorescent protein，GFP），从蓝光到紫外光都能激发绿色荧光蛋白发出绿色荧光。很多海洋生物体内都有类似的荧光蛋白。

1988 年，道格拉斯·卡尔·普拉舍（Douglas Carl Prasher）克隆并测定了绿色荧光蛋白基因序列。1989 年，马丁·沙尔菲（Martin Chalfie）了解到绿色荧光蛋白相关科学报告，此时的他正在寻找如何定位特定基因表达的方法，他意识到绿色荧光蛋白的绿色荧光应该是个不错的选择。

沙尔菲在大肠杆菌基因组克隆插入了绿色荧光蛋白基因，将携带绿色荧光蛋白基因的大肠杆菌在紫外光下照射，成功激发出了绿色荧光。之后，他又用秀丽隐杆线虫作为研究对象，在其神经细胞中插入绿色荧光蛋白基因，在紫外光照射下，线虫体内的神经细胞都发出了绿色荧光。

经过研究确证，来自维多利亚多管发光水母的绿色荧光蛋白，不仅在本体生物中发出绿色荧光，而且在非本体生物如原核细菌、真核生物中也能激发荧光。实验结果还显示了绿色荧光蛋白在生物体内的安全性，这种蛋白非常适合在研究中作为示踪标记。

发现绿色荧光蛋白之前，荧光染料中的分子发光时，会产生毒性氧自由基，导致研究对象细胞死亡，因此科学家们只能用荧光标记研究静态死亡细胞。绿色荧光蛋白发出的绿色荧光却没有这个问题，突破性实现了标记动态活细胞。

1994年，钱永健（Roger Yonchien Tsien）开始对绿色荧光蛋白进行人工改造，将其升级成为荧光强度更高的增强绿色荧光蛋白（enhanced green fluorescent protein，EGFP），它不仅可以在普通荧光显微镜下被观察到，而且不和其他荧光光谱发生干扰。之后，他又相继成功开发了不同颜色的荧光蛋白，如蓝色荧光蛋白（blue fluorescent protein，BFP）和黄色荧光蛋白（yellow fluorescent protein，YFP），可以同时在同一细胞或组织标记多种蛋白质。

多种荧光蛋白标记能够非常清晰地表征蛋白质的相互作用，还能根据不同荧光的变化分析特定生物功能和生命过程的内在关系。例如，荧光蛋白标记的人类免疫缺陷病毒是如何感染细胞，荧光蛋白标记的癌细胞是如何发生转移，有哪些关键蛋白质参与这些过程。

通过基因工程将绿色荧光蛋白表达到细胞分子上，再通过追踪绿色荧光和成像技术，更好地发现细胞本身或者生物分子的功能机制和实现途径。这如同给车辆安装全球定位系统，绿色荧光蛋白实现了细胞分子定位系统。

2008年，下村修、沙尔菲和钱永健因在发现和改造绿色荧光蛋白领域的重要贡献获得诺贝尔化学奖。

当分子生物学技术和绿色荧光蛋白相遇，在分子水平上把目标基因与绿色荧光蛋白基因连接，就能探知特定基因在细胞中是否表达和实现定位标记，这个绿色荧光的信号源将遗传信息和蛋白质功能，以一种可视化的方法开启了"绿灯/安全"模式。

第三十八章
噬菌体钓鱼 愿者上钩

早在 1915 年，科学家就在金黄色葡萄球菌培养中观察到了噬菌体，但起初它被误认为是一种酶。人们发现这是一种以细菌为感染宿主的病毒后，噬菌体很快就被用于抗菌感染治疗中。

1919 年，噬菌体疗法在法国治疗儿童痢疾获得成功。尤其是，噬菌体对于抗生素不敏感的顽固细菌如霍乱弧菌、炭疽芽孢菌等有很好治疗效果，由此成为治疗许多疑难感染疾病的重要备选杀菌武器。

噬菌体感染宿主快、易于增殖的特点，使其成为一种很好的基因表达载体。通过基因工程技术将外源基因或 DNA 序列插入噬菌体基因 III 或 VIII 中，表达后形成的融合蛋白能够自主装配成噬菌体外壳，而外源蛋白或多肽就展示在噬菌体颗粒的表面上。

20 世纪 80 年代，美国科学家乔治·皮尔逊·史密斯（George Pearson Smith）尝试通过噬菌体克隆基因表达功能蛋白。尽管获取了全部基因序列和蛋白质产物，然而要确定基因和蛋白质的一一对应关系，需要设计和构建许多候选克隆基因，然后从所表达蛋白质候选产物中确认。这可是一项复杂的工程。

噬菌体结构很简单，蛋白质外壳中携带很少遗传物质，当感染宿主细胞时，遗传物质注入宿主细胞，然后合成子代噬菌体释放。史密斯设计了一种方法，首先构建一个巨大的未知基因的 DNA 文库，将这个 DNA 文库"植入"噬菌体的基因库中，于是，DNA 文库对应的蛋白质就会也表达在噬菌体外壳蛋白质表面上。

此时，基于"抗原-抗体"特异性结合原理，利用已知抗原蛋白的抗体，"钓"出与抗体紧密结合的蛋白质，而表达这种蛋白质的噬菌体也被筛选出来。这种抗体筛选的方法非常准确，利用生物大分子之间的天然亲和力，就能一一对应找到未知基因在噬菌体表面展示的蛋白质产物。

一旦找到了表达这种特殊蛋白质的噬菌体，就能够精确"锁定"DNA 文库中的未知基因序列。1985 年，史密斯证实了这个设想，成功地用一个已知的抗体精确地"钓"出了 DNA 文库目标基因。这就是"噬菌体展示技术"（phage display technology），这项技术成功地展示了基因与蛋白质的确认关系。

为何噬菌体能成功展示外源基因编码蛋白，而细菌或者细胞表达系统不如噬菌体呢？这是由于噬菌体的特殊表达系统使外源基因蛋白不仅与噬菌体外壳蛋白融合，而且"展示"在蛋白质外壳表面；而细菌或细胞表达系统更加复杂，外源基因蛋白被加工修饰或不表达在细胞表面，很难像噬菌体那样构造简单、特异性强，"专情"又"专一"。

噬菌体展示技术能快速、高效、高通量对靶蛋白目标基因进行精确"锁定"，让科学家能大规模构建数百万甚至数百亿的噬菌体文库，如同"钓鱼"那样从噬菌体文库中"钓"到能与"鱼饵"匹配的噬菌体，建立起蛋白质与基因的对应关系。这可谓"千里姻缘一线牵"。

问世于 2002 年的人源化抗肿瘤坏死因子（tumor necrosis factor）单克隆抗体——阿达木单抗（Adalimumab），就是应用噬菌体展示技术开发的新型抗体药物，它临床上用于类风湿性关节炎等自身免疫性疾病治疗。目前，阿达木单抗在全球 96 个国家和地区上市，适用疾病达到了 14 种，是世界上最畅销药物之一。

人们基于噬菌体展示技术的不断发展建立了丝状噬菌体展示系统、T4 噬菌体展示系统、λ 噬菌体展示系统等。2018 年，史密斯和格雷戈里·保罗·温特（Gregory Paul Winter）因在多肽和抗体的噬菌体呈现技术方面所做出的杰出成就，与酶的定向演化研究领域佼佼者弗朗西丝·汉密尔顿·阿诺德（Frances Hamilton Arnold）分享了诺贝尔化学奖。

第三十九章
明镜尘埃

人类能够看到波长在 0.40 ~ 0.76 微米的可见光。在这个范围内，五彩斑斓的世界呈现在我们的眼前。这个波长范围也就决定了光学显微镜的分辨率，其极限值为 0.20 微米。基于此，人类设计制造的光学显微镜的最大放大倍数不超过 2 000 倍，一般的细菌等微生物的身影都能被捕捉到，可对于病毒而言还需要更强大的"电子眼"。

电子和光一样具有"波粒二象性"，既是一种粒子又是一种波——电子波。电子还具备一种特殊的属性，那就是电子负电荷，这使得电子能够在电磁场中作为粒子被加速，经过加速的电子作为波的频率大幅升高，波长就大幅降低至光子的十几万分之一。

这时的电子就突破了微米级的空间极限，向我们开启了纳米级的微观世界。如果用电子作为显微技术的"光源"，病毒甚至病毒元件中的核酸、蛋白质都将暴露无遗，其分辨率达到纳米级甚至埃（1 纳米 =10 埃）级。

1931 年，一束高速电子在一条一米高的巨型金属柱中加速，然后被汇聚在小网格样品上，将小格放大了 14.4 倍，"世上第一台电子显微镜"由此诞生了。如同火车在诞生之初常被飞驰的马车超车，第一台电子显微镜的放大倍数远不如普通光学显微镜，但这却是一次微观探测技术的彻底革命。

生物大分子的结构是人们认知其功能的一扇窗，X 射线衍射技术为科学家提供了蛋白质晶体结构解析的"标准套餐"：在实验室将蛋白质研究对象结晶，通过 X 射线照射晶体发生衍射，由衍射信号重建蛋白质结构模型。

这项技术的标准流程中，首先要结晶出蛋白质结晶体，将蛋白质的结构解析限制在以结晶为前提的研究对象之列。另外，蛋白质结晶体是人工在体外的晶体学重构，蛋白质离开体内微环境是否保持原有空间生物构象难以确证。

1975 年，英国剑桥大学的理查德·亨德森（Richard Henderson）利用 X 射线衍射技术研究细胞膜内嵌蛋白质时，脱离细胞膜的蛋白质无法成功结晶。尽管电子显微镜已诞生四十多年，但由于苛刻的显微条件和强电子束轰击样本的过程，其在生物活性分子研究领域仍难以应用推广，毕竟研究蛋白质是为了弄清它们是如何"活"着，而非调查"死"因。

亨德森尝试将未脱离细胞膜的细菌视紫红质（bacteriorhodopsin）置于电子显微镜下，利用葡萄糖分子覆盖在蛋白质表面，并降低高速电子束的能量强度，观察到了细菌视紫红质在细胞膜上的排列和方向。他利用三维空间重构技术，获得了第一幅膜蛋白三维立体结构图像。

这幅电子显微镜图像的分辨率是 7 埃，低于 X 射线衍射技术 3 埃的分辨率，尽管清晰程度和精确度不高，但是证明了电子显微镜可以被用于蛋白质结构研究领域，这是一条方向正确、值得探索的道路。

1981 年，约阿希姆·弗兰克（Joachim Frank）使用计算机识别图像技术，把相同蛋白质的不同影像综合比对，以轮廓相似影像进行分类计算，基于影像重复模式合成清晰的蛋白质二维图像。在相同蛋白质的二维图像基础上，综合图像信息和三维模型分析，合成清晰的蛋白质三维图像。

他建立了单颗粒三维重构算法和建模软件系统，成功将电子显微镜技术和影像空间建模分析技术结合，开辟了二维图像叠加分析和高分辨三维空间立体成像的新道路。

弗兰克针对真空环境下生物分子如何保持自然形态开展研究，亨德森使用葡萄糖保护细菌视紫红质样品虽然可行，然而这种方法对于蛋白质电子显微镜成像并不普遍适用。雅克·杜波谢（Jacques Dubochet）的解决方案是将生物样品进行玻璃化（vitrification）。

水分子在凝固过程中通过氢键形成有序排列的晶体，会影响生物大分子结构的成像效果，如何使样品中的水分子呈非晶体状，是解决这个问题的关键。将生物样品浸入经液氮冷却的乙烷中，水分子在毫秒之内瞬间凝固，成为来不及形成晶体的形态——玻璃化状态。这时生物样品如同置身于非晶体状态的玻璃中，完美地呈现出"真我的风采"。

1982 年，杜波谢开发了一系列玻璃化包埋生物样品的快速冷冻技术，结合电子显微镜观察和三维重构计算模型，在 1984 年成功解析了各种不同病毒的高清分辨率结构图像。

2013 年，加利福尼亚大学旧金山分校研究团队用冷冻电镜首次得到膜蛋白 TRPV1 的 3.4 埃接近原子级高分辨率三维结构，实现了电子显微镜生物样品成像高清分辨率的初衷，成为冷冻电子显微术（cool electron microscopy，cryo-electron microscopy）的标志性里程碑。

2017 年度诺贝尔化学奖授予了杜波谢、弗兰克和亨德森，表彰他们在开发冷冻电子显微术实现生物分子的高分辨率结构测定方面做出的突出贡献。

2020 年 5 月，《自然》杂志发布了冷冻电子显微术的又一次标志性里程碑突破——分辨率提高到蛋白质中单个原子水平。这是迄今为止最清晰的蛋白质图像。在这次发布的研究成果中，蛋白质分子的分辨率达到 1.2 埃，已经清楚到可以辨别水分子中的单个氢原子。

对生物学研究，单个原子级别的分辨率已达最高水平。我们不妨发挥一下想象力：如果继续提高分辨率，那就不再是生物学问题，而是跨学科解决化学问题，进而演变成为物理学问题了吧。

或许，在这个层面上思考，生命是否起源于病毒，"RNA 世界"的起源，都不及宇宙大爆炸的一瞬间。

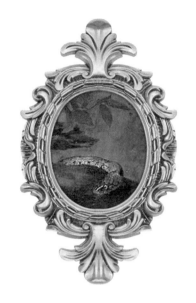

希冀·阿斯克勒庇俄斯蛇杖

　　"阿斯克勒庇俄斯从蛇的血液中提取药物，从左边取出致人中毒死亡而从右边取出使人起死回生。"

　　——人体血液遍布全身，抗体巡弋在免疫防御体系中，时刻警惕危险的袭击。

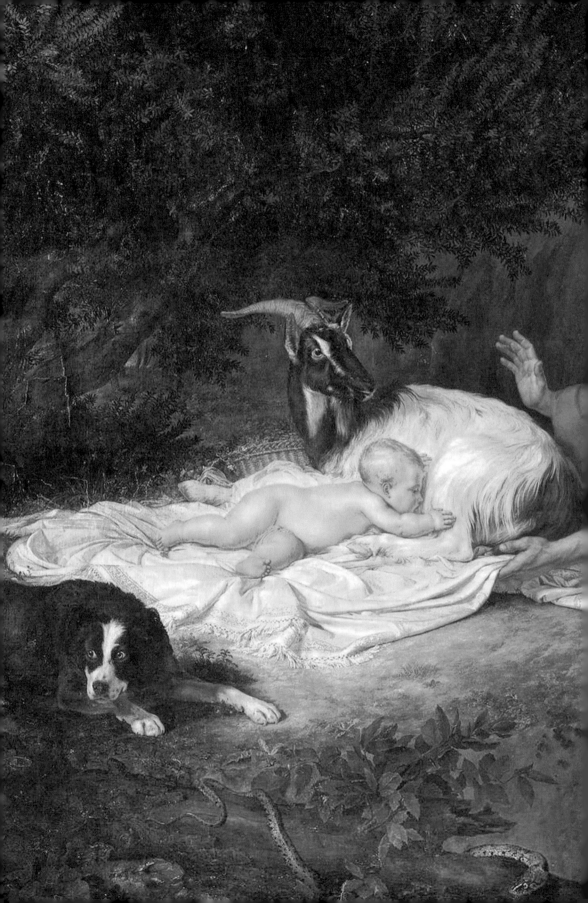

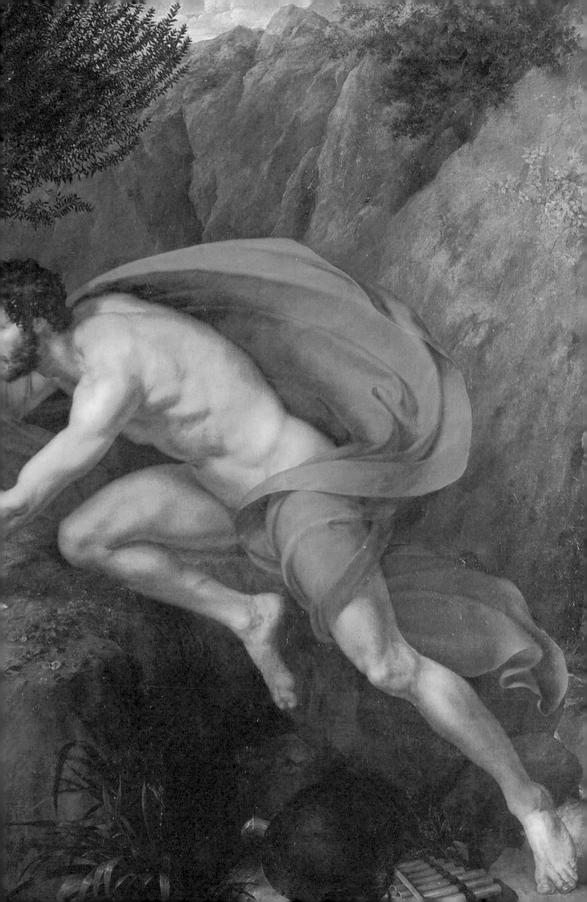

第四十章
扼住命运的喉咙

对于现代人来说，白喉是古老而罕见的疾病，一般人只是从"百白破"疫苗成分中得知这个名词，就医的患者中也极少有白喉病例。然而，就在一个多世纪之前，白喉却是种极为可怕且常见的儿童杀手。

全球每年都有无数儿童因之早夭，许多成年人也无法幸免于难。人感染这种疾病后，严重者喉部生出灰白色假膜而产生呼吸困难甚至窒息，故而称之为白喉。西班牙人把这种疾病叫作"勒死人的病魔"（el garatillo），英国人称之为"哮吼病"（croup）。

白喉是由白喉棒状杆菌引起的一种急性呼吸道传染病。白喉棒状杆菌是一种细长的棒状细菌。人一旦感染了白喉棒状杆菌，细菌在上呼吸道黏膜表层组织大量繁殖，分泌一种细胞毒素——外毒素（exotoxin）。

白喉外毒素渗入感染部位和周围组织，引起局部组织坏死和急性假膜性炎症。假膜在扁桃体和靠近咽喉部位缩小气流通道，会造成突然堵塞，严重时危及患者生命。儿童感染白喉棒状杆菌发病后非常危险，白喉外毒素能经淋巴液和血液散布到全身各组织引起中毒，使患者出现发热、乏力、头痛等症状，病情严重可并发心肌炎和周围神经麻痹。

1613 年，西班牙暴发白喉大流行，这一年被称为"窒息之年"。1735 年，白喉席卷北美新英格兰地区。1856 年，美国加利福尼亚发生白喉疫情。1878 年，德国黑森地区白喉肆虐，大公夫人和公主也病死于白喉。

1826 年，一位法国医生皮埃尔·布勒托诺（Pierre Bretonneau）详细描述了这种疾病特征，并将其命名为白喉（diphtérite）。1884 年，德国细菌学家特奥多尔·阿尔布雷希特·埃德温·克勒布斯（Theodor Albrecht Edwin Klebs）和弗里德里希·奥古斯特·约翰内斯·勒夫勒（Fredrick August Johannes Löeffler）在白喉患者喉部假膜中发现了病原体白喉棒状杆菌。

贝林和北里柴三郎尝试研究一种治疗白喉的方法。他们分离出感染白喉棒状杆菌后康复的小鼠的血清，将其注射到感染白喉的小鼠体内。被注射血清的小鼠竟很快恢复健康状态；而未注射血清的小鼠，没有痊愈甚至因白喉死亡。

这说明感染白喉康复后的小鼠的血清中，产生了一种消灭白喉棒状杆菌的关键物质，贝林将其命名为抗毒素（antitoxin）。接下来，通过羊抗毒素血清注射的小鼠，也取得抗白喉感染的治疗效果。为了获取充足的抗毒素血清，在尝试用一些体型较大的动物开展研究后，发现马在注射毒素后反应良好，而且提取的血清产量适于临床需求。

1890 年，贝林和北里柴三郎成功用白喉抗毒素血清治愈一例白喉患者，白喉抗毒素血清疗法迅速推广，据统计白喉病死率从 62% 下降到了 10%。在此基础上，贝林提出了"抗毒素免疫"概念，被誉为抗血清疗法的创始人。1913 年，贝林成功研发出了白喉疫苗。

　　继白喉抗毒素血清疗法获得成功之后，贝林又研制了破伤风抗毒素血清。抗毒素血清开始投入生产成为临床救治药物使用，成功地挽救了白喉、破伤风感染患者的生命。1901 年，第一届诺贝尔生理学或医学奖授予了贝林，以表彰他开创血清疗法在医学科学和临床应用中的突出成就。

第四十一章
"百毒不侵"

毒蛇在世界各国的记载中，常常与危险和恐惧紧密相连，甚至被认为是恶魔和死神的使者。毒蛇的毒液一般从尖牙射出，用以麻痹和毒杀猎物或敌人。毒液进入人的血液会引起人体中毒，而无创的黏膜或者皮肤可以抵御毒液不使人中毒，所以我们常看到影视剧里演绎，英雄救美时从蛇咬伤口将毒液吸吮出来，然后开启一段爱恨情仇的江湖恩怨。

有统计数据显示，全世界平均每 5 分钟就发生 50 起蛇咬伤人事件，25 个人被毒蛇所伤，4 个人因此终身残疾，1 个人中毒身亡。全世界一共有 3 000 多种蛇类，其中 10%～15% 对人是有毒的。在印度，眼镜蛇每年杀死 7 000 多人。东南亚地区的国王眼镜蛇是世界上最长的毒蛇，最长的能超过 6 米，其毒液能在 4 小时内杀死一头大象。

蛇毒的主要成分是蛇毒蛋白，毒液产生并存储在蛇的毒腺中，与其他器官是隔离开的，所以毒蛇不会把自己毒死。蛇毒含有许多动物毒素，当毒蛇袭击人或动物时，毒液挤压到牙尖释放或者溅入猎物身体中。

1891 年，法国科学家莱昂·夏尔·阿尔贝·卡尔梅特（Léon Charles Albert Calmette）远赴越南西贡，在当地建立巴斯德研究所分支机构，开展热带疾病的研究。越南毒蛇数量非常多，每年都有人被毒蛇咬伤。一次洪水暴发，丛林中的毒蛇溜进村庄咬伤 40 个人，其中 4 个人很快中毒身亡。卡尔梅特决定研究如何治疗毒蛇咬伤。

实验室很快就搜集到许多毒蛇，他从毒蛇的毒腺中提取毒液样品，然后按照抗血清疗法的方案，将毒液接种到动物身上，可是因效果不佳而未能如愿。蛇毒的毒性太强，直接注射进动物体内，动物很容易毒发死亡。

巴斯德弱毒疫苗的思路启发了卡尔梅特，如果将蛇毒的毒性减弱后接种动物，应该就能够制备出蛇毒抗血清。他发现次氯酸钠可以减弱蛇毒毒性，于是用减毒后的蛇毒接种兔子，8 ~ 10 天注射一次，逐步依次提高注射剂量。最终，蛇毒注射剂量达到 35 毫克，被接种的兔子安全存活，并且产生了有效的蛇毒抗血清。

卡尔梅特成功研制出蛇毒抗血清！他继续在大动物身上开展试验，马、驴等蛇毒抗血清相继被研制出来。到 1896 年的时候，蛇毒抗血清已经在临床上用来救治被毒蛇咬伤的受害者，并逐渐在全球范围应用和推广。

维塔尔·巴西·米内罗·达坎帕尼亚（Vital Brazil Mineiro da Campanha）出生于巴西，他在研究蛇毒性质及毒蛇咬伤治疗中发现，蛇毒可以分为神经毒性和血液毒性两类。神经毒性蛇毒中毒的小动物，没有明显的体征症状，但会因为呼吸肌麻痹而死亡；血液毒性蛇毒中毒的小动物，会出现局部水肿等症状，通常由于发生内脏出血而死亡。

1896 年，维塔尔·巴西得知卡尔梅特开发出了蛇毒抗血清，于是针对抗血清开发的方法进行蛇毒研究。他在试验中发现，不同种类毒蛇的蛇毒抗血清的治疗对象也不同，比如眼镜蛇蛇毒抗血清对响尾蛇蛇毒没有效果。

为了针对不同的蛇毒研制出抗血清，他请村民帮忙抓捕毒蛇，每六条毒蛇就能换取一次剂量的蛇毒抗血清。人们一开始并不太相信蛇毒抗血清，直到陆续有人被救治成功，周围的居民认识到抗血清的神奇疗效，才纷纷抓捕毒蛇换取救命解药，铁路公司也免费为维塔尔·巴西运输血清制品。

有了充足的毒蛇资源，许多蛇毒抗血清被制备出来，但维塔尔·巴西发现抗血清在使用时容易引起过敏。他认为蛇毒抗血清的有效成分在血清中，如果既能从血清中纯化出抗蛇毒蛋白，又能避免血清中的过敏原成分，就能够更安全、更高效地实现抗蛇毒疗效。

于是，经过升级后的蛇毒抗血清开始投入生产和使用。时至今日，蛇毒抗血清种类更加丰富、抗蛇毒治疗更有效，人被毒蛇咬伤后的死亡率降至 1% 以下。这都归功于蛇毒抗血清的抗毒功效。

有了它，人们不必惊慌地在毒蛇出没处附近寻找解药，也不必试图通过吞食蛇胆练就百毒不侵的神功，即便路遇欧阳锋的传人也大可以谈笑自如。

第四十二章
真金不怕火炼

20 世纪 90 年代上映的以病毒为题材的电影《极度恐慌》，刷新了人们对恐怖这个概念的认知。

该片的梗概是，1967 年非洲莫他巴河谷，美国的雇佣军军营中突然暴发一种可怕的流行疾病。感染者数量和死亡人数与日俱增，军医全副武装抵达营地，抽取感染者血样后迅速离开，随即整个军营被轰炸摧毁，不远处树林里的白脸猴发出惊恐尖叫。

近 30 年之后，一只白脸猴从非洲扎伊尔被贩卖到美国旧金山一个小镇上的宠物店，有顾客在接触这只白脸猴时被抓伤。因为找不到买主，店主将这只白脸猴放生了。没过多久，一种可怕的疾病在小镇迅速蔓延，感染者很快发病，表现出内脏出血症状直至死亡。

不久前曾奉命在扎伊尔调查一种烈性病毒的美国陆军传染病研究所军医，知道这一情况后迅速赶赴现场。此时整个小镇已经被联邦军队全面封锁，想要逃离者格杀勿论。一批 1967 年的抗血清紧急调往此地，却由于病毒发生了突变而失效。在将要实施的以彻底毁灭小镇为代价的极端手段时，病毒关键宿主白脸猴被找到，新制出的病毒抗血清拯救了全镇人的性命，改变了即将上演的人间悲剧。

现实之中，抗血清疗法的确在不断挽救众多生命。近些年在非洲流行的埃博拉疫情，是自 1976 年埃博拉病毒第一次被发现以来，流行时间最长、患者最多、死亡人数最多的一次。目前，尽管已经有了抗埃博拉病毒的应急药物和疫苗，但埃博拉疫情的形势依然非常严峻。由于埃博拉病毒导致的出血热发病速度快、病死率高，在急重症抢救中，"病毒抗血清"是一种非常有效的应急治疗方法。

埃博拉出血热是由埃博拉病毒引起的一种烈性病毒传染病，扎伊尔型埃博拉病毒的致死率达 90%，在几个亚型中最高。2014 年至今的非洲埃博拉疫情，病死率大约 60%，也就是说有约 40% 的埃博拉病毒感染者康复。

人们从康复者体内取得恢复期血清，然后用于治疗重症埃博拉出血热患者，或有密切接触史的个体。康复者体内产生对抗埃博拉病毒的抗血清，能够有效地抵御重症患者体内的埃博拉病毒，促使患者恢复健康。有密切接触史的个体也能因抗血清获得保护能力，因此抗血清也具有预防感染埃博拉病毒的作用。

2003 年，香港中文大学通过对严重急性呼吸综合征患者的临床治疗发现，康复患者血清治疗副作用小，接受治疗的患者很快退热，肺部 X 光片重现清晰，接受治疗的患者病死率很低。香港威尔斯亲王医院使用超过 20 例康复患者血清，治疗重症严重急性呼吸综合征患者都取得满意疗效。

解放军 302 医院一名医生感染严重急性呼吸综合征，采用广州严重急性呼吸综合征康复患者血清治疗后，身体很快痊愈并重返工作岗位。新加坡也进行过此疗法，治疗效果很不错。这些说明康复患者血清对严重急性呼吸综合征治疗有确证疗效。

2009 年，卫生部发布《甲型 H1N1 流感诊疗方案（2009年第三版）》提出："对于重症和危重病例，也可以考虑使用甲型 H1N1 流感近期康复者恢复期血浆或疫苗接种者免疫血浆进行治疗。"

上海新发与再现传染病研究所发现，由于个体免疫系统启动前有空窗期，在感染流感病毒后的前 8 天使用磷酸奥司他韦胶囊效果显著。随着治疗时间延长，抗病毒药物很快就失效，个体耐药性也快速上升。在空窗期，对新感染者直接注入康复者恢复期血清，治疗效果较抗病毒药物更明显。

2013 年，长江三角洲地区 H7N9 禽流感暴发。浙江大学一医院在治疗禽流感患者期间，保存了一份 200 毫升康复患者恢复期血清。康复患者恢复期的血清需要在康复期及时取出和冻存，这既需要征求符合条件的患者的同意，也需要医护人员掌握正确时间和规范操作。

2015 年，浙江大学一医院在抢救一名重症患者时，首次使用了 H7N9 禽流感病毒抗血清对患者实施治疗，并取得了良好治疗效果，患者的病毒载量快速下降，各项指标逐渐恢复，最终康复出院。

抗血清疗法需要动物或者患者康复期的血清，所以来源上不太容易获取。物以稀为贵，高昂的成本限制了这种治疗方法的推广普及。此外，从动物体内获得的抗血清，或经过提纯制成免疫球蛋白，或可与人血清效果相当，但其中过敏原等物质高于人血清，要通过检测过敏的安全试验，才能放心地应用于人体临床治疗。

抗血清疗法是免疫学在临床实践中经过百年检验的有效手段，如白喉抗血清疗法、破伤风抗血清疗法、流感抗血清疗法等。这种抗感染免疫方法，标志着人类打开了一扇"间接"免疫的窗口。我们在那一刻，从窗口回首过去是迈出免疫治疗的第一步，从窗口展望未来是即将到来的免疫学黄金时代。

第四十三章
免疫"圣斗士"

　　我们生活在大千世界，置身于滚滚红尘，每时每刻都会遇见纷繁复杂的微生物。有的时候，我们和它们只是擦肩而过；有的时候，彼此礼貌地过招几个回合；偏不想有的时候，彼此活成了相恨相杀的冤家。

　　人的一生中，不间断地与各种细菌、病毒等发生无数次大小战斗。为了生存，我们的身体演化出了千百万，甚至过亿级的"圣斗士"守护健康。这些种类繁多、数量庞大的"圣斗士"就是抗体。

　　抗体是机体在抗原刺激下产生的具有保护作用的蛋白质，是由 B 淋巴细胞分泌中和细菌、病毒等抗原的活性生物分子。抗原则是指能够引起免疫反应的物质，它能够被抗体特异性识别结合。

　　将人体外的人或动物血清注射到人体内的抗血清疗法，是一个被动获得免疫力的过程，被称为"被动免疫"；将人体外的抗原注射到人体的疫苗接种，是一种主动获得免疫力的过程，被称为"主动免疫"。对于疾病预防控制和公众健康保护，疫苗接种的效果远远胜于抗血清疗法。

琴纳、巴斯德人工接种对抗天花、狂犬病的疫苗，贝林和北里柴三郎发现能够中和毒素的抗血清。无论是主动免疫还是被动免疫，人体免疫中的"关键先生"都是抗体。

抗体可分类为分泌型免疫球蛋白和膜免疫球蛋白。分泌型免疫球蛋白存在于血清、体液和分泌液中，具有中和细菌、病毒抗原等功能；膜免疫球蛋白位于 B 淋巴细胞表面，即 B 细胞抗原受体（B cell receptor，BCR）。

1968 年和 1972 年世界卫生组织和国际免疫学会联合会讨论决定，将具有抗体活性或化学结构与抗体相似的球蛋白统一命名为免疫球蛋白（immunoglobulin，Ig）。按照氨基酸序列和化学结构不同可以将其分为 IgG（免疫球蛋白 G）、IgM（免疫球蛋白 M）、IgA（免疫球蛋白 A）、IgE（免疫球蛋白 E）和 IgD（免疫球蛋白 D）五种类型。

IgG 多以单体形式存在，分子量 150 千道尔顿，在血清中浓度最高，占免疫球蛋白的 80% 左右，有一半分布在血浆中。IgG 在抗感染免疫中发挥主要抗体功能，它还能通过胎盘进入胎儿血液，起免疫保护作用。

IgM 通常为五聚体，分子量大约 900 千道尔顿，是体内最大的球蛋白，免疫功能很强，约为 IgG 的 100 倍。在抗原初次刺激机体后，IgM 出现速度最快，但持续时间短，它通过激活补体发挥溶菌、中和病毒功能。

IgA 有单体和双体两种形式。单体分子量约为 170 千道尔顿，在血清中发挥抗菌和抗病毒功能；双体分子量约为 400 千道尔顿，在外分泌液中阻止细菌、病毒吸附黏膜表面，是黏膜免疫的重要防御抗体。

IgE 的分子量约为 190 千道尔顿，在血清中的含量非常少，是一种致敏的抗体，容易吸附在细菌表面，与抗原结合引起过敏反应（anaphylaxis）。

IgD 在血清中浓度极低，几乎检测不到，与抗原结合后刺激 B 淋巴细胞分泌其他抗原特异性抗体。

抗体自身不能直接溶解或杀伤细菌或被感染的细胞，它们需通过与免疫细胞受体结合，协同补体或巨噬细胞清除病原微生物，但是它们可以与病毒或毒素特异性结合，直接发挥中和病毒或毒素的功能。

1937 年，阿尔内·威廉·考林·蒂塞利乌斯（Arne Wilhelm Kaurin Tiselius）和埃尔文·亚伯拉罕·卡巴特（Elvin Abraham Kabat）用电泳的方法将血清蛋白分为白蛋白、α 球蛋白、β 球蛋白及 γ 球蛋白等组分。在对肺炎球菌抗体的研究中，发现抗体主要存在于 γ 区，因而又称为 γ 球蛋白或丙种球蛋白。

常见的丙种球蛋白制剂分为两类：一类是健康人的静脉血来源丙种球蛋白制剂，通常蛋白质含量大于 10%，其中丙种球蛋白占 95% 以上；另一类是胎盘血来源的丙种球蛋白制剂，通常蛋白质含量为 5%，其中丙种球蛋白占

90% 以上。

注射丙种球蛋白与抗血清疗法相似，都属于被动免疫的概念范畴。丙种球蛋白源自健康人血清并含各种抗体，能够增强机体抵抗力，提高对严重细菌或病毒性感染疾病的疗效。

在正常情况下，人体 IgG 抗体水平应适应于体内环境，随意注射丙种球蛋白会对机体正常免疫功能产生影响，就如同不能随意吃抗生素或过量服用激素类药物。不能以为打了丙种球蛋白，自己的免疫力就会被替代，毕竟，小宇宙爆发还得靠自己去燃烧。

第四十四章
一百亿种"Y"字体

1891 年，保罗·埃尔利希（Paul Ehrlich）公开发表文章《免疫力的试验性研究》，首次提出关于抗体的一个概念：如果两种物质导致产生两种不同的抗体，那么这必然是两种不同的物质。

1897 年，他研究提出了抗体与抗原相互关系的侧链学说（side-chain theory），认为如同钥匙与锁的对应结构那样，抗体侧链的化学结构与抗原侧链的化学结构相吻合。基于此，他建立了免疫学两大支柱理论之一——体液免疫。

20 世纪 40 年代，莱纳斯·卡尔·鲍林（Linus Carl Pauling）提出抗体和抗原的相互作用力取决于空间形状而非化学成分，证明了埃尔利希的侧链学说。1972 年，杰拉尔德·莫里斯·埃德尔曼（Gerald Maurice Edelman）和罗德尼·罗伯特·波特（Rodney Robert Porter）因发现抗体的化学结构被授予诺贝尔生理学或医学奖。

抗体是由两条相同的轻链（L 链）和两条相同的重链（H 链），通过二硫键和非共价键连接而成的四肽链结构，轻链

有 κ 和 λ 两种，重链有 γ、α、μ、δ 和 ε 五种，对应五种免疫球蛋白 IgG、IgA、IgM、IgD 和 IgE。免疫球蛋白重链由 450～550 个氨基酸残基组成，分子量为 50～75 千道尔顿；免疫球蛋白轻链由约 214 个氨基酸残基组成，分子量约为 25 千道尔顿。

单体是构成所有免疫球蛋白分子的基本结构，天然抗体的单体呈现出一个形状如大写英文字母 Y 的对称结构，其轻链和重链上又分可变区和恒定区，不同抗体分子恒定区有相同或几乎相同的氨基酸序列，可变区的氨基酸序列变化不同，决定了抗体结合抗原的特异性。

抗体特异性识别并结合抗原，在构成上有单体、二聚体和五聚体，结合抗原表位的数目也不同，抗原表位数目称为抗原结合价。免疫球蛋白单体的 Y 形对称可变区侧链可结合 2 个抗原表位，抗原结合价是 2 价。双体 IgA 是二聚体，可结合 4 个抗原表位，抗原结合价是 4 价。IgM 是五聚体，抗原结合价应该是 10 价，但由于立体构象空间位阻，一般实际只能结合 5 个抗原表位，所以其抗原结合价是 5 价。

人类 B 淋巴细胞理论上可产生 10^8～10^{10} 种抗体，由于环境中的抗原种类繁多，每种抗原又有许多抗原表位，一个抗原表位可激活一个 B 淋巴细胞，产生一种特异性抗体。从氨基酸排列组合算法上，抗体的可变区拥有充足的排列选择空间；然而，根据"中心法则"的核酸密码与氨基酸的对应关系，一个基因编码一条多肽链，一整套人类基因组数据量都无法达到抗体多样性的实际容量。

抗体种类的丰富程度与物种有限的基因数量这个矛盾，在 20 世纪 70 年代一直困扰着免疫学界。一种生殖系理论认为，所有抗体都有专一的基因负责编码，然而抗体种类和基因数量的这个问题无法得到解释；一种体细胞突变理论认为，抗体的基因可以发生突变和重组，这能够解释抗体种类和基因数量的矛盾，却没有证据验证这个假设。

1976 年，日本科学家利根川进（Tonegawa Susumu）在对比研究不产生抗体的胚胎细胞和产生抗体的骨髓瘤细胞中抗体轻链编码基因时发现，胚胎细胞不同抗体基因距离较远，骨髓瘤细胞抗体基因距离较近，说明生殖细胞在发育成免疫细胞的过程中，抗体基因发生了重新分布现象。

经过进一步的实验证实，抗体种类多样性是由 B 淋巴细胞中负责编码抗体基因的染色体片段重组和突变所形成的。所以，按照 DNA 数据统计估算，抗体基因发生重组和突变的可能性可达 100 亿种。这科学地解释了抗体种类与基因容量的"密码危机"。

抗体的编码基因并不是一个连续的基因，而是由许许多多基因片段协同，依次排列在人的染色体上。B 淋巴细胞抽取染色体的不同基因片段，共同完成重链、轻链基因编码合成一个完整的免疫球蛋白。

抗体的重链基因座位于人的 14 号染色体上，重链基因可变区分为 V（variable）、D（diversity）、J（joining）三个区域，三个区域分别有约 40 种、23 种、6 种不同基因片段。抗体的轻链基因可变区只有 V 和 J 两个区域，一种 λ 链基因座位于 22 号染色体，两个区域分别有约 30 种和 4 种不同基因片段，一种 κ 链基因座位于 2 号染色体，两个区域分别有约 35 种和 5 种不同基因片段。

每一个 B 淋巴细胞从 V、D、J 区域各随机抽取一个基因片段组合成重链，从一种 λ 或 κ 链中的 V、J 区域各随机选择一个基因片段组合成轻链，重链和轻链组合成一个具有多样性超级潜力值的抗体。

在 B 淋巴细胞分化发育中，抗体基因片段重排和组合，产生数量巨大的能识别特异性抗原的 B 细胞抗原受体，识别抗原并产生特异性抗体。1987 年，利根川进由于发现抗体多样性的遗传学原理获得诺贝尔生理学或医学奖。

如何从有限的基因中，源源不断地产生"无限"种类抗体；怎样突破遗传"信息链"的固化模式，系统排列组合基因资源。这些科学中的突破性发现，如之所言："科学家的最重要的才能，不仅要有怀疑能力，还要有丰富想象力。"

第四十五章
一千个哈姆雷特

　　无论是细菌感染、病毒感染的治疗，还是心脑血管疾病、癌症等疾病的治疗，小分子化学药物一直是占据主导地位。通过天然提取或者发酵生产、人工合成改造等制药技术造福全球健康，人类平均寿命在 20 世纪得到了大幅提升。

　　从 20 世纪 90 年代末开始，抗体药物技术突飞猛进，几乎涵盖了化学药物各个应用领域。近年来，近千种候选抗体处于不同临床试验阶段，抗体药物销售量占全球 100 强药品的 20%，而单克隆抗体技术（monoclonal antibody technique）是抗体药物开发的强劲驱动力。

　　1975 年，乔治·让·弗朗茨·克勒（Georges Jean Franz Köhler）和塞萨尔·米尔斯坦（César Milstein）将 B 淋巴细胞产生特异性抗体能力和肿瘤细胞无限增殖能力合二为一，开创了单克隆抗体技术。他们因此获得了 1984 年诺贝尔生理学或医学奖。

　　以疫苗为例，人体接种疫苗以后产生抗体，抗体分子结构由疫苗抗原结构决定，抗原是一个立体空间结构，有很多抗原表位。B 淋巴细胞受体识别抗原表位，分泌基于抗原表位结构的多种抗体，这些抗体混合在一起，即多克隆抗体。如果科学家在多克隆抗体中找到了一种或几种功效特别好的抗体，如何才能专一性获取这一种或几种抗体资源的问题，催生了单克隆抗体技术。

抗体主要由 B 淋巴细胞合成，人工选择只分泌所需一种抗体的细胞进行培养，再从单个细胞复制增殖成一个细胞群，就是单克隆 B 淋巴细胞。其所产生的抗体只有一种，也就是单克隆抗体。

天然 B 淋巴细胞的生命周期有限，尽管能够分泌单克隆抗体，却不能持续培养、稳定量产。骨髓瘤细胞可在体外繁殖，并且生命周期很长，非常适合作为抗体生产细胞，但是骨髓瘤细胞自身无法生产抗体。通过细胞杂交技术，将生产单克隆抗体的 B 淋巴细胞和骨髓瘤细胞杂交，在细胞培养选择条件下筛选出符合需求的细胞系，就可得到一种能够体外长期培养增殖并且只生产一种单克隆抗体的单克隆抗体杂交瘤细胞。

单克隆抗体技术的强大功能，改变了药物研发的全球格局，让新型抗体药物成为热点。单克隆抗体药物针对特定单一抗原表位，高度选择性杀伤靶目标，越来越受到医疗领域新药开发机构的青睐。

在单克隆抗体的基础上，科学家发展出一类更精密的小分子抗体，这类抗体的分子量更小，是经过天然抗体改造或合成的生物工程抗体，如抗原结合片段（fragment of antigen binding，Fab）抗体、可变区片段（fragment variable，Fv）抗体、单链抗体（single chain antibody，scAb）、单域抗体（single domain antibody，sdAb）、最小识别单位（minimal recognition units，MRU）等。

抗原结合片段抗体只有一个抗原结合片段分子，是 Y 形抗体的上面一支，约占抗体整体结构的三分之一，只有一个抗原结合位点。

可变区片段抗体，由轻链和重链可变区组成，保留了完整抗原结合表位的最小功能片段，由于非共价键连接而稳定性不好，抗体容易发生解离。

单链抗体是用 15～20 个氨基酸短肽（linker）将轻链和重链可变区连接而成单一链的分子，增加了可变区片段的稳定性，但抗体的亲和力水平稍弱。

单域抗体仅含重链可变区，其空间结构比可变区片段更小，抗体结合抗原能力较弱。

最小识别单位仅含抗体结构中可变区的单一互补决定区（complementarity determining region，CDR），分子量仅为完全抗体分子量的 1%，但仍具有抗体结合抗原能力。

单克隆抗体是特异性高、灵敏度好的工程化生物制品，特别是在人类和动物相关病原引起的传染病筛查、检测、诊断领域有着广泛的应用，可针对不同类型的肿瘤细胞标志分子，为感染、炎症、肿瘤等疾病的精准治疗保驾护航。

第四十六章
"更专""更准""更强"

如果说抗生素的问世，彻底扭转了人类与细菌大战的局势，从此开启了抗细菌感染治疗的新篇章，那么以单克隆抗体技术为代表的工程化抗体的迭代升级，在抗病毒感染、自身免疫疾病和肿瘤治疗领域正在书写着新的华章。

新型抗体药物发展趋势呈现出的第一个显著特点就是小型化，在尽可能保留抗体功能的前提下，使得药物本身拥有更小分子量，不仅有利于开发和量产，而且功能专一性强，药物代谢和功能效果更好。所呈现出的第二个显著特点是多功能，将两个或多个抗体或生物分子连接在一起成为工程化融合蛋白，比如双特异性抗体（bispecific antibody）、三功能抗体、合成抗体、抗体药物偶联物（antibody-drug conjugate，ADC）等。

1993 年，塞西尔·阿梅尔–卡斯特曼（Cécile Hamers-Casterman）首次发现骆驼体内有一种天然缺失全长轻链和重链恒定区，仅存重链可变区的抗体片段，他将其称为纳米抗体（nanobodies，Nbs）。双特异性抗体是将基因工程化的两个抗体片段融合，具备针对两种抗原的结合位点，同时作用于靶点提高治疗效果。

抗体药物偶联物由靶点导向小分子药物和单克隆抗体两部分构成，抗体如同一个精确定位的运输机，将小分子药物递送至目标靶点。抗体药物偶联物的分子量比小型化的工程抗体更大，因此结构和功能稳定性更好。工程化抗体的天然来源特点，也使得药物的副作用更小，药物和抗体各司其职、各展所长。

1982 年，淋巴瘤患者菲利普·卡尔（Philip Karr）接受应用单克隆抗体治疗 B 细胞淋巴瘤取得很好疗效。这是人类第一次将抗体药物应用于临床的成功例证。此后，不断问世的抗体药物在临床中表现出众，具有选择性的杀伤靶细胞种类、准确性的体内靶向性分布、针对性的特定靶点杀伤功能等显著优势。

单克隆抗体药物诞生初期，通常用人抗体的部分氨基酸序列来替代鼠源抗体的氨基酸序列，经过基因工程改造和优化，实现人抗体药物功能并降低鼠源性影响。经过技术升级和研发能力提升，人源化和完全人源化抗体已经实现，解决了药物同源化问题。

通过基因工程对抗体药物进行改造，进一步降低其至能消除其人体排斥反应（rejection）等不良副作用。功能小型化的抗体药物，便于穿透人体组织和血管壁，抵达病灶核心区域。

单克隆抗体不仅可以在人和动物细胞中表达，还可以利用微生物、植物等表达系统大量生产。

1986 年，美国食品药品管理局批准单克隆抗体药物 OKT3 上市，应用于器官移植排斥反应。2005 年，美国食品药品管理局批准单克隆抗体药物 18 个，2012 年这类药物达到了 31 个。尽管数量上难以与传统药物相抗衡，但是每一种单克隆药物的上市，都迅速对疾病治疗产生革新影响，其发展趋势十分惊人。

除了单克隆抗体自身的治疗功效，这类药物在用药条件方面也有良好表现。人源化抗体的出现让抗体药物能很好地适应体内环境，减少免疫排斥或不良反应；工程化的抗体药物提高了体内效应时间，能优化减少用药频次；基于天然抗体功能的设计开发潜力，使得新药的研制更加结合临床需求，开辟更高效的治疗途径和定值方案。

目前的抗体药物治疗领域，已从肿瘤治疗和免疫疾病用药，开始向抗病毒感染、心脑血管疾病、神经系统疾病等方向探索发展。"人类基因组计划"破译了人体 2.5 万个基因 30 亿个碱基对的秘密，其所编码的超过 5 000 个蛋白质有望成为抗体治疗的药物靶点。

从这个数量对比看来，已经上市的抗体药物不到 1%，正在或将被开发的候选抗体药物也仅有 10%。特别是目前难以攻克的细胞内靶点，一直都是药物治疗领域的高难度挑战，抗体小分子也许能够闯出一条光明之路。

第四十七章
疫苗 3.0 版

新型疫苗是相对传统疫苗而言的，但它不止是在疫苗概念上的突破。以往人们常从病毒或细菌等病原体出发，考虑减毒灭活后保留抗原性。新型疫苗的设计理念通常是，以如何使人体获得免疫力出发，通过多种途径方法来实现目标，如亚单位疫苗、重组疫苗、合成肽疫苗、基因工程载体疫苗、核酸疫苗等。

疫苗作为预防疾病的最有效手段，越来越受到人们的重视。每当疫情暴发或者疾病流行，我们在脑海中一瞬间闪过的念头里，必定有疫苗这个"C 位"选项。

现代疫苗起始于 1798 年琴纳发明用牛痘疫苗接种预防天花。19 世纪中期后，巴斯德发明了减毒活疫苗，霍乱疫苗、炭疽疫苗、狂犬病疫苗、卡介苗、脊髓灰质炎疫苗等相继问世。这些疫苗基于病原微生物自身免疫原性，在减毒或灭活后被制成的相应疫苗，被认为是第一代疫苗。

第二代疫苗是病原微生物天然成分疫苗，或者具有免疫功能的亚单位疫苗和基因工程疫苗。比较有代表性的是乙肝疫苗，科学家最初从乙肝患者体内发现一种物质，并不是完整的乙肝病毒，而是独立存在的病毒表面抗原，于是他们直接从乙肝患者血浆中提取乙肝病毒表面抗原，制成血源性乙肝疫苗并获成功。然而，由于血源疫苗中还可能存在其他活病毒，科学家通过利用酵母表达基因生产乙肝病毒表面抗原，于 1986 年成功用基因工程乙肝疫苗升级替代了血源性乙肝疫苗。

1995 年，在有关国际会议上正式提出核酸疫苗将成为未来发展的第三代疫苗。

DNA 疫苗是核酸疫苗中的一种。20 世纪 90 年代初，科学家用核酸开展基因治疗试验，将 DNA 直接注入肌肉细胞中表达蛋白质，发现其在骨骼肌细胞中能持续存在两个月，并且诱导机体免疫应答，由此掀起核酸疫苗研究热潮。

核酸疫苗生产成本低。核酸成分的组成单位是简单的碱基分子，因此生产不同核酸疫苗的设施设备和技术方法都相同，只是核酸碱基排列顺序的不同，不需蛋白质那么复杂的分离纯化程序，而且疫苗性质稳定，可在室温保存。这都极大地提升了疫苗的生产效率。

核酸疫苗模拟病毒感染的感染过程，由核酸利用被免疫宿主细胞表达抗原蛋白，继而诱导 B 淋巴细胞产生抗体，以及 T 淋巴细胞发挥杀伤功能。DNA 疫苗在临床中已证实了安全性和有效性。2005 年，美国疾病预防与控制中心与企业合作开发出了世界上第一个预防马感染西尼罗病毒（West Nile virus）的 DNA 疫苗。

mRNA 疫苗是另一种核酸疫苗，可以在体内直接将 mRNA 翻译成相应抗原蛋白，翻译蛋白抵达作用位置由细胞分泌信号肽和跨膜结构域决定。因此，在 mRNA 疫苗开发中能更好地设计蛋白质表达，如跨膜表达、分泌表达或者胞内表达。

相对于 DNA 疫苗来说，mRNA 疫苗不会产生感染性颗粒，不会整合进入宿主基因组。mRNA 在"中心法则"中更接近表达蛋白质过程，不易受到从转录到翻译过程中的生物修饰和调控影响。建立 mRNA 疫苗标准生产平台质量可控，并且能够高效快速设计合成并投入生产。

mRNA 疫苗是基于新型疫苗平台技术的产物，具有高通用、高效能、低成本及不需冷链的特点。值得一提的是，mRNA 疫苗设计开发的速度，几乎能与病毒基因序列测定一致，一方面可作为现代疫苗研发的重要途径，另一方面在新发突发传染病的疫情暴发和大流行时，或可成为疫苗界的"救火队长"。

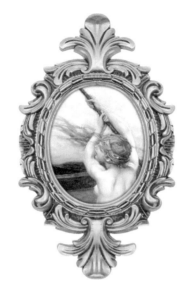

征途·塞壬的诱惑

"奥德修斯在寂静的海面上聆听到歌声,此时他已让人把自己紧紧地绑在桅杆上而不被所动。"

—— 狡猾的病原试图欺骗免疫细胞,偷偷地破坏身体健康,免疫检查点却识破了诡计。

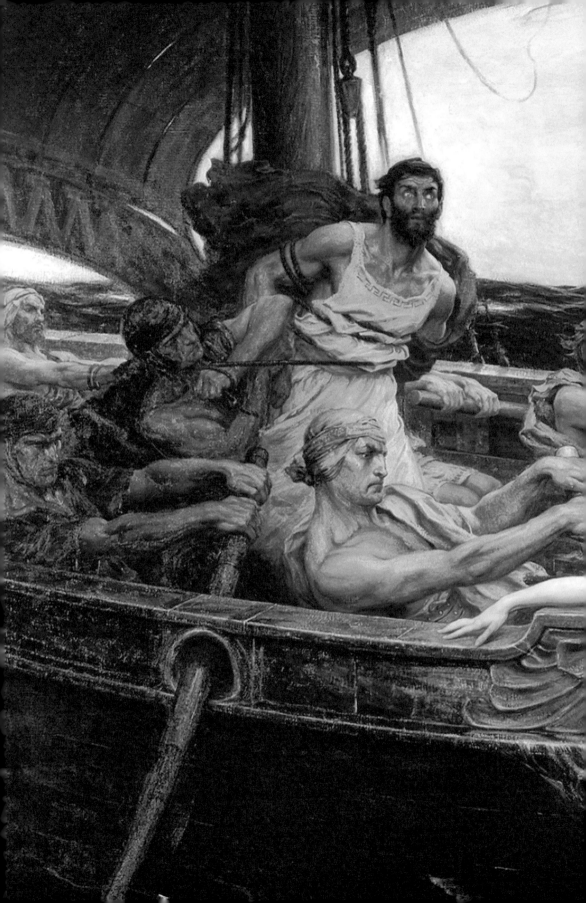

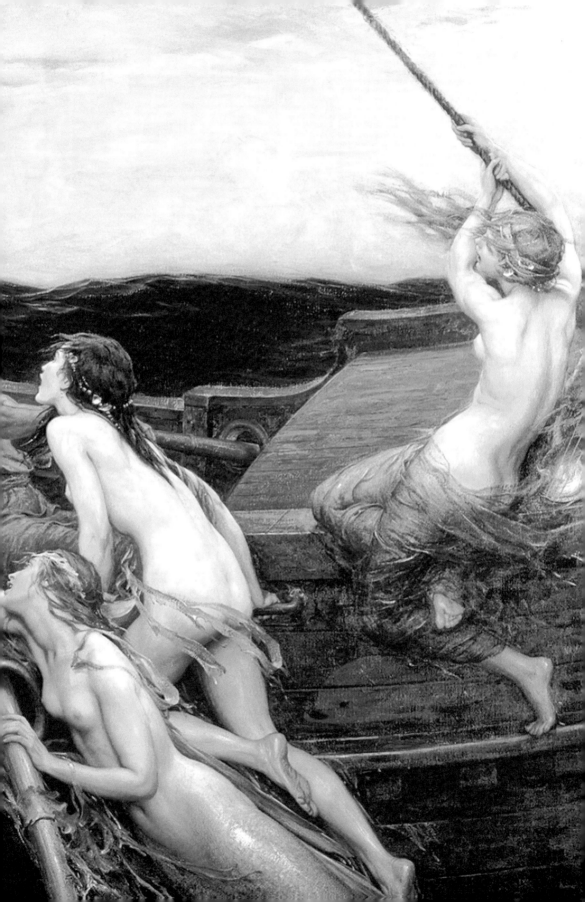

第四十八章
浑然天成的防御

凝望窗外的阳光，我们隐约能看到有许多微小的颗粒。在这些微尘之间，忙碌的你我都被病毒、细菌等微生物团团围住，大家有没有驻足思考：尽管我们接种了疫苗，可并非所有致病微生物都在其列，为何我们却能在微尘的重围中安然无恙？

人的免疫力是每一个人所拥有的识别和排除"非己"的基本特征和生命机制，接种疫苗，比如接种卡介苗、乙肝疫苗、狂犬病疫苗等，可激活特殊的获得性免疫（acquired immunity）。我们在不接种疫苗的情况下，自身仍具有对抗致病微生物的先天性免疫能力，即固有免疫（innate immunity），也称天然免疫（natural immunity）。

20 世纪前期，随着免疫学的发展，科学家意识到人体在重要生理器官之外，某些器官、组织承担着身体免疫的艰巨任务，于是围绕着免疫器官、免疫组织、免疫细胞进行研究的免疫学系统概念逐渐形成。

固有免疫是机体的第一道免疫防线，也是特异性免疫反应的基础，当收到"非己"入侵信号之后，固有免疫迅速行动并启动获得性免疫。在免疫反应过程中，固有免疫和获得性免疫通常相互交叉发挥功能，共同抵御致病微生物的进攻，发挥人体防卫功能。从生物个体发育进程看，固有免疫是最基本的免疫系统机制，如原生生物的吞噬、酶解功能等。

相对于获得性免疫，固有免疫的作用范围非常广泛，并不选择性抵御入侵的病原物质，一旦发现可能的威胁，就迅速反应，立即清除入侵者。一个物种的固有免疫具有遗传特征，会从上一代传递到下一代，使之在清除细菌、病毒等抗原过程中，具有相对稳定的免疫防御模式。

固有免疫系统中比较有代表性的免疫细胞有巨噬细胞（macrophage）和自然杀伤细胞（natural killer cell）。

当病原微生物进入人体组织以后，巨噬细胞会从毛细血管中聚集到病原所在组织区域立即展开清除任务。多数情况下巨噬细胞会直接"吃掉"入侵者，然而总有少数狡猾凶狠的敌人，攻入了人体的血液和重要器官核心区域，于是巨噬细胞会继续追击这些微生物。

当病原微生物被巨噬细胞吞噬后，会在细胞内形成吞噬体，细胞中的溶酶体参与融合成为吞噬溶酶体，溶酶体抗菌生物分子和水解酶会杀灭病原微生物，被消化的病原微生物残余物排出细胞外，进入人体代谢循环。

这个过程能够快速清除病原微生物，却仍可能有"漏网之鱼",如结核分枝杆菌、布鲁氏菌等顽固敌人,巨噬细胞一般难以"下咽"。一些病原微生物被吞噬形成了吞噬体后,反而利用巨噬细胞躲了起来,使自己免受抗体、抗生素等的攻击。更有甚者,病毒可以直接在巨噬细胞中复制增殖,破坏巨噬细胞并释放出细胞外,感染其他细胞作为宿主,它们的大肆入侵和感染导致身体疾病。

不过,巨噬细胞作为免疫系统的先锋大将,并不只是"一味蛮干"的大块头,它还能将遭到入侵的敌情传递给免疫系统,调集数量更多、活性更强的免疫细胞参与战斗,参与协助获得性免疫功能的激活,升级免疫防御等级和召唤"特战部队"。

自然杀伤细胞中含有较大的嗜天青颗粒(azurophilic granule),颗粒数量和杀伤活性密切相关。在机体被病原入侵或者细胞发生病变时,自然杀伤细胞立即被动员投入战斗,杀伤病毒感染细胞、肿瘤细胞、寄生虫等,在机体抗病毒感染、免疫监视系统中发挥重要作用。

当免疫系统发现异常细胞信号以后,自然杀伤细胞从细胞质中释放出穿孔素(perforin),能够溶解被病毒感染的细胞等,清除已经感染细胞源,抑制病毒继续在细胞中复制和释放。肿瘤坏死因子也是自然杀伤细胞的一件武器,可以作用于靶细胞核酸内切酶,降解细胞基因组而杀伤细胞,并导致其凋亡。

自然杀伤细胞在固有免疫反应中可以直接杀伤靶细胞、合成分泌细胞因子,还可以直接发挥调节免疫功能的作用。

此外，它还以一种特殊的方式参与获得性免疫反应，即抗体依赖细胞介导的细胞毒作用（antibody-dependent cell-mediated cytotoxicity，ADCC）。

　　抗体依赖细胞介导的细胞毒作用，是指自然杀伤细胞在识别与特异性抗原结合的抗体信号后，迅速产生细胞毒因子（cytotoxic factor），针对性地杀伤和裂解靶细胞，如病毒感染细胞、细菌等微生物、肿瘤细胞等。此外，自然杀伤细胞在干扰素（interferon，IFN）协同作用下对正常细胞有保护作用，并且使得病毒感染细胞更易被"非自然追杀"。

第四十九章
针锋相对的激战

　　获得性免疫又称为后天免疫，是相对于固有免疫的特异性免疫应答反应。机体在被抗原刺激之后，免疫细胞增殖和分化，并产生抗体以及特异性免疫效应。

　　与固有免疫不同的是，机体在接触环境中抗原的过程中，根据抗原特征产生针对性免疫应答，高效清除入侵抗原或者使其失活，并与固有免疫协同建立免疫保护功能，是机体的第二道免疫防线。

　　获得性免疫的特异性免疫反应，来自特定抗原刺激后从淋巴细胞库中选择出的 B 淋巴细胞和 T 淋巴细胞。淋巴细胞与抗原的结合具有高度特异性，并由此产生了数量和种类丰富的效应淋巴细胞（effector lymphocyte）。这些效应淋巴细胞具有效应功能，如 B 淋巴细胞产生抗原结合抗体、T 淋巴细胞产生细胞毒性，从而实现获得性免疫的强大防御力量和高效免疫水平。

　　效应淋巴细胞在获得性免疫的初次应答中，会产生由抗原刺激活化、增殖分化的记忆细胞（memory cell）。记忆细胞与未受刺激的淋巴细胞的不同之处在于，其经历过初次应答的较量之后，已经具备了特异性免疫功能潜力，当再次遭遇相同抗原或相似的病原，获得性免疫应答反应立即启动，从而形成高效应答、长效保护的免疫机制。

从获得性免疫的视角来看，固有免疫应答速度很快，早期可在数分钟内发挥功效，有相对稳定的杀伤异常细胞或者病毒等病原微生物的免疫应答机制。获得性免疫与固有免疫相比较，需要由抗原诱导而产生，抗体由 B 淋巴细胞识别抗原表位结构而特异性分泌，发生免疫应答需四五天或十几天时间，拥有特异性抗原细胞记忆功能，可谓一旦拥有就专心守候。

人体获得性免疫能力可以由很多途径实现。比如，一个人因病毒感染某种疾病，痊愈后就获得了对这种疾病的免疫能力。疫苗接种也是机体产生获得性免疫的重要方式，是预防疾病的最有效方法，如牛痘、麻疹疫苗、腮腺炎疫苗通过人工接种，诱导机体获得对这些疾病的免疫能力。

婴儿能通过母亲身体获得免疫力，尽管在出生前后免疫功能处于发育阶段，但是能够通过母亲血液和母乳中的免疫能力，使婴儿也能够在获得性免疫保护下健康成长。另外，在"被动免疫"的抗血清治疗体系中，给病人注射免疫球蛋白等也能够使其间接受益于获得性免疫。

诚然，获得性免疫与固有免疫并非是割裂存在的，在巨噬细胞吞噬病原的过程中，存在一个抗原被提呈和加工的过程，目的是为固有免疫和获得性免疫建立"密码译本"，充分发挥获得性免疫应答功效。

　　获得性免疫应答反应亦可提升固有免疫应答水平，抗原被抗体结合以后，能够刺激增强巨噬细胞的吞噬能力和自然杀伤细胞的杀伤能力。

第五十章
抗原"扫码仪"

1973 年，加拿大科学家拉尔夫·马尔温·斯泰因曼（Ralph Marvin Steinman）和赞维尔·亚历山大·科恩（Zanvil Alexander Cohn）在小鼠脾脏中发现树枝突起状形态的细胞，将其命名为树突状细胞（dendritic cell，DC）。树突状细胞是抗原提呈能力最强的抗原提呈细胞（antigen presenting cell，APC）。

抗原提呈细胞是获得性免疫应答中的"信号塔"细胞，当病毒或细菌等侵入体内的时候，病原微生物被树突状细胞"捕获"后"拆分"，其抗原空间立体结构表位信息就会被传递给淋巴细胞，使获得性免疫系统及时获取"情报"。

树突状细胞有长突起似触须状的细胞质，分散在全身上皮组织和组织器官中，在局部区域的细胞数量不超过1%，即使可以迁移至血液和淋巴系统，所占数量也不及血液中有核细胞的 0.1%。这种细胞能高效摄取、加工和提呈抗原，未成熟细胞具有较强迁移能力，成熟细胞能高效激活初始 T 淋巴细胞，在免疫系统的启动和应答中发挥着重要的提呈功能。

滤泡树突状细胞（follicle dendritic cell，FDC）位于人体淋巴结浅皮质区的淋巴滤泡生发中心，与抗原抗体复合物具有高度的亲和力，能够捕获抗原并传递免疫信号，在记忆细胞发育中有重要作用，是参与记忆免疫应答的抗原提呈细胞。

并指状树突状细胞（interdigiting dendritic cell，IDC）主要位于淋巴组织胸腺依赖区域，细胞的树状突起如并指交叉形态插入其他细胞之间，作为一种重要的抗原提呈细胞，对抗原特异性 T 淋巴细胞有很强的刺激功能。

朗格汉斯细胞（Langerhans cell，LC）位于表皮和胃肠上皮组织中，细胞质中含有特征性伯贝克颗粒（Birbeck granule），参与细胞抗原提呈过程，在接触性皮肤超敏反应中发挥重要作用。

淋巴样树突状细胞（lymphoid dendritic cell，LDC）主要分布在淋巴结和脾脏内，在移植排斥反应中具有重要功能。

2011 年诺贝尔生理学或医学奖授予布鲁斯·艾伦·博伊特勒（Bruce Alan Beutler)、朱尔·阿方斯·奥夫曼（Jules Alphonse Hoffmann）和斯泰因曼，以表彰他们在人类免疫系统领域做出的贡献。其中，斯泰因曼因在树突状细胞及其在适应性免疫系统方面作用的发现而占一半奖励份额。

斯泰因曼在发现树突状细胞之后，尝试利用树突状细胞开发疫苗，预防治疗人类免疫缺陷病毒和结核分枝杆菌等病原微生物的持续性感染疾病。2007 年，他被诊断出患有胰腺癌，于是开始基于树突状细胞开发癌症治疗型疫苗，并在自己身上进行抗肿瘤试验。

在与癌症病魔斗争了近五年后，斯泰因曼在诺贝尔生理学或医学奖公布前三天去世。尽管他已经不能亲自接受这项荣誉，然而他在疾病中仍坚持科学研究，通过基于树突状细胞的免疫疗法延展了生命的纬度，为人类的健康在未知领域探索发现而勇敢前行。

第五十一章
细胞"有毒"

20 世纪 60 年代，人体免疫系统的许多功能已经被发现，然而免疫细胞从哪里来，如何认识免疫细胞的不同类型，以及不同类型细胞的不同免疫功能，仍然是一个未知的领域，限制着人们对自身免疫系统的认识层次和理解深度。

当医学领域有研究结果显示淋巴细胞白血病与胸腺（thymus）组织相关时，人们并没有认识到胸腺的功能，甚至有的观点还认为胸腺是机体进化过程中的一种"弃用组织"。

澳大利亚科学家雅克·弗朗西斯·阿尔贝·皮埃尔·米勒（Jacques Francis Albert Pierre Miller）据此提出一个假设：如果摘除小鼠的胸腺组织，将会对小鼠白血病致病产生重大影响，甚至可能避免疾病的发生。于是，试验中他摘除了刚出生小鼠的胸腺，并在小鼠发育的不同阶段为其接种病毒诱导其发病，以检验自己提出的假设是否正确。

试验结果却出乎他的意料，被摘除胸腺的小鼠发育虽没有异常，但即使未接种病毒，也很容易发生感染或患上疾病而死亡。这个现象至少说明了一个事实，胸腺非但不是没有功能的"弃用组织"，而且还对人体抵抗感染和疾病有着重要作用。

米勒进一步在小鼠发生疾病前对其开展皮肤移植试验，发现通常表现明显的皮肤移植排斥现象消失了，即使是亲缘关系很远的小鼠皮肤移植试验也没有发生排斥反应。然后，他又对被摘除胸腺后死亡的小鼠解剖观察，发现小鼠肝脏有大范围的病毒感染现象，这提示了小鼠机体对病毒的抵抗力降低，而且摘除了胸腺的小鼠发生肿瘤的情况也非常严重。

1961 年，米勒公布了他开展胸腺研究的成果，并提出胸腺是一个非常重要的免疫组织器官。1962 年，美国科学家罗伯特·艾伦·古德（Robert Alan Good）也在小鼠试验中证实了胸腺在免疫系统中的关键作用。科学界开始认可这一观点，但是在摘除了胸腺的小鼠中，仍然可发现具有免疫功能的抗体存在，胸腺的免疫功能究竟为何成了一个亟待破解的谜题。

于 1963 年加入古德实验室的马克斯·戴尔·库珀（Max Dale Cooper）在临床观察中发现，在一种与人体 X 染色体相关的威斯科特－奥尔德里奇综合征（Wiskott-Aldrich syndrome）中，患者由于免疫缺陷而发生严重的病毒性疱疹病变，但是体内的抗体水平却很高；与之相反，在另一种与人体 X 染色体相关的无丙种球蛋白血症（agammaglobulinemia）中，患者体内几乎没有对抗病毒感染的抗体存在，却仍具有抵抗病毒感染的能力。

这些发现表明，能够产生排斥反应的淋巴细胞和产生抗体的淋巴细胞属于两种不同类型的免疫细胞。这为获得性免疫应答中重要淋巴细胞的发现奠定了基础。

2019 年，米勒和库珀被授予拉斯克基础医学研究奖（Albert Lasker Basic Medical Research Award），以表彰他们在 T 淋巴细胞和 B 淋巴细胞发现过程中的卓越贡献。

T 淋巴细胞来源于骨髓淋巴干细胞，在胸腺中分化并发育成熟，形成识别各种抗原的 T 淋巴细胞库，可经淋巴管、外周血和组织液循环，发挥细胞免疫及免疫调节等功能。在 T 淋巴细胞循环中，细胞广泛接触体内抗原物质，产生和强化免疫应答反应，能够长期保持免疫记忆功能作用。

T 淋巴细胞细胞膜表面分布着表面抗原和受体，根据这些标志性的生物活性分子，可以对 T 淋巴细胞进行分类。

辅助性 T 淋巴细胞（helper T lymphocyte）表面抗原主要标志是 CD4 分子，通过增殖和激活效应免疫细胞，辅助 B 淋巴细胞、细胞毒性 T 淋巴细胞等发挥免疫功能，是免疫反应过程中的关键角色。辅助性 T 淋巴细胞是人类免疫缺陷病毒攻击人类的宿主细胞，病毒造成人体免疫功能缺陷，疾病发生时辅助性 T 淋巴细胞数量会急剧减少。

调节性 T 淋巴细胞（regulatory T lymphocyte）主要参与调节机体免疫反应，具有代表性的细胞表面抗原标志是 $CD4^+$、$CD25^+$ 分子，在免疫耐受和免疫过激反应中发挥重要功能。

细胞毒性 T 淋巴细胞（cytotoxic T lymphocyte，CTL）的主要细胞表面抗原标志是 CD8 分子，能够识别特殊细胞信号，杀死被病毒感染宿主细胞或肿瘤细胞。

细胞毒性 T 淋巴细胞的杀伤作用是抗原特异性的，属于典型获得性免疫应答过程，针对性杀伤"抗原标记"的靶细胞。这种杀伤力很强的 T 淋巴细胞，在发挥功能效应时必须与靶细胞直接接触，一个细胞毒性 T 淋巴细胞可杀伤多个靶细胞，由其分泌的多种细胞毒素来执行"毒杀密令"。

穿孔素（perforin）是细胞毒性 T 淋巴细胞的胞质颗粒释放的一种功能蛋白质。它在靶细胞膜的脂质层发生聚合反应，由此打开一个靶细胞通道"缺口"，导致胞外大量离子和水分子进入细胞，由于胞内渗透压增高引起膨胀造成细胞溶解。此外，在胞质颗粒释放的活性物质中，还有丝氨酸酯酶和蛋白聚糖也能够对靶细胞产生杀伤作用。

颗粒酶（granzyme）是由细胞毒性 T 淋巴细胞分泌的一种蛋白质，能够激活靶细胞 DNA 降解酶，致使靶细胞基因组 DNA 裂解，引起细胞程序性死亡。

第五十二章
深髓的"记忆"

17世纪初,意大利解剖学家吉罗拉莫·法布里修斯(Girolamo Fabricius)首次描述了一个鸡尾部的腺体——法氏囊(bursa of Fabricius)。1956年,布鲁斯·格利克(Bruce Glick)、张先光(Timothy Scott Chang)、乔治·亚普(George Jaap)在《家禽学报》发表一篇研究文章提出,如果把法氏囊这个鸟类独有器官摘除,会导致鸡体内的抗体水平显著降低,法氏囊很可能在抗体形成中发挥重要作用。

1963年,库珀和古德在格利克等人的发现的基础上进一步开展验证试验。为了排除在摘除法氏囊时鸡体内可能已存在的免疫细胞影响,他们在摘取雏鸡法氏囊或者胸腺之后,通过放射性处理消除可能残存免疫细胞的干扰。试验结果再次确切证明,被摘取法氏囊的鸡丧失了产生抗体的能力,对病毒感染等的抵抗力消失。

1965年,库珀提出鸡体内至少存在两类不同来源、不同功能的免疫细胞:一种是源于胸腺介导免疫排斥的免疫细胞,基于胸腺英文首字母命名为T细胞;另一种是源于法氏囊负责制造抗体的免疫细胞,基于法氏囊的英文首字母命名为 B 细胞。

　　尽管如此，这些试验的研究对象都是鸡的免疫细胞和鸟类独有的法氏囊器官，人和小鼠等哺乳动物的免疫细胞是否也如此？敢问哺乳动物的 B 细胞又源自何方呢？

　　1968 年，米勒研究团队通过小鼠实验证实了其体内存在两种类型不同功能的免疫细胞。1974 年，库珀研究团队等都找到了哺乳动物 B 细胞的来源——骨髓（bone marrow），证实了哺乳动物免疫系统中也存在 T 淋巴细胞和 B 淋巴细胞两种类型免疫细胞。无论 B 淋巴细胞源自骨髓或法氏囊，都采用相同英文首字母命名为 B 淋巴细胞并沿用至今。

　　T 淋巴细胞和 B 淋巴细胞的发现和功能研究，将免疫学研究中自伊利亚·伊里奇·梅奇尼科夫（Ilya Ilyich Mechnikov）和保罗·埃尔利希（Paul Ehrlich）起所奠定的体液免疫和细胞免疫两大理论体系一在细胞水平，开创了免疫学的辉煌新篇章。

　　B 淋巴细胞有两种激活方式：一种是由抗原和 T 淋巴细胞分泌淋巴因子共同激活，称为 T 细胞依赖性激活（T cell dependent activation）；另一种是由抗原直接激活，称为 T 细胞非依赖性激活（T cell independent activation）。大部分 B 淋巴细胞的激活是通过 T 细胞依赖性激活方式实现的。

　　T 细胞依赖性激活相对 T 细胞非依赖性激活，B 淋巴细胞的免疫应答更加强烈也更加持久，不仅能产生更多数量的 B 淋巴细胞，而且在分泌抗体时特异性效果更好。如果没有 T 淋巴细胞的协助，B 淋巴细胞只能分泌 IgM 和 IgD 两种普通应答效果的抗体。在 T 细胞依赖性激活条件下，B 淋巴细胞能够分泌强效免疫应答水平的 IgG 和 IgA 抗体，并且提高抗体针对抗原的高特异性。

当病毒或细菌入侵机体时，分布在周围淋巴组织区域的 B 淋巴细胞识别抗原，在辅助性 T 淋巴细胞和抗原提呈细胞协助作用下，通过细胞因子信号激活 B 淋巴细胞增殖和分化，成为浆细胞（plasma cell）分泌产生特异性抗体。在 B 淋巴细胞分化过程中，部分细胞成为记忆性 B 细胞，这种细胞的生命周期可达数月甚至许多年，一旦再次发现相同的抗原分子，快速激活分化成浆细胞强效分泌抗体，维持特异性免疫保护能力。

在微生物界，许多细菌的荚膜成分是由脂类和糖类物质构成的脂多糖（lipopolysaccharide，LPS），B 淋巴细胞 T 细胞依赖性激活需要多肽小分子刺激信号，而多肽小分子来自于抗原蛋白质。

因此，为了启动更强效的 T 细胞依赖性激活方式，在设计细菌疫苗时，会将细菌荚膜抗原与载体蛋白质结合提高免疫原性，发挥更好的疫苗免疫功效，比如，白喉疫苗、肺炎疫苗、流感嗜血杆菌疫苗等的设计。

第五十三章
"检查点"反间谍行动

1992 年，日本科学家本庶佑（Tasuku Honjo）从小鼠淋巴细胞中分离鉴定出了一个特殊基因和功能蛋白质。这种蛋白质活化会导致 T 淋巴细胞凋亡，因此他将其命名为程序性死亡蛋白–1（programmed death-1，PD-1）。

2000 年，本庶佑与戈登·弗里曼（Gordon Freeman）发现了 B7 蛋白质家族的程序性死亡蛋白配体–1（programmed death ligand-1，PD-L1），首次证实了程序性死亡蛋白配体–1 与程序性死亡蛋白–1 结合，抑制了 T 淋巴细胞的增殖和分泌细胞因子等功能。

程序性死亡蛋白–1 在活化的 T 淋巴细胞、B 淋巴细胞、自然杀伤细胞、单核细胞和肿瘤细胞中均有表达，程序性死亡蛋白配体–1 在活化的 T 淋巴细胞、B 淋巴细胞、树突状细胞、巨噬细胞、骨髓来源的肥大细胞（mast cell）和非造血细胞等细胞中表达。一旦程序性死亡蛋白–1 和程序性死亡蛋白配体–1 的蛋白质受体/配体通路被激活，就能够抑制人体的免疫系统应答。因此，这是一个免疫负调节的关键路径。

在正常情况下，人体免疫系统拥有一套完整的防御和保护机制，一方面需要有效地消灭和清除入侵病原和病变细胞，另一方面也需要有效防范对自身正常细胞的攻击和破坏。所以，免疫细胞中就必须存在免疫负调节机制，程序性死亡蛋白-1/程序性死亡蛋白配体-1 正是承担着"免疫检查点"（immune checkpoint）的关键角色。

以肿瘤细胞为代表的病变细胞却"窥探"到了这个秘密，激活免疫检查点信号通路，抑制 T 淋巴细胞的免疫杀伤活性，使其能够逃避免疫系统的攻击。从医学治疗的角度来看，如果能够反其道而行之，在免疫检查点这个关键战场上，揭穿肿瘤细胞激活这个信号通路的"诡计"，加强免疫系统对其的攻势，释放出人体潜在的免疫保护能力，也就达到了免疫治疗的预期。

程序性死亡蛋白-1 的配体蛋白除了程序性死亡蛋白配体-1，还有另一个程序性死亡蛋白配体-2（programmed death ligand-2，PD-L2），由于程序性死亡蛋白配体-2 主要表达在活化的巨噬细胞、树突状细胞、肥大细胞中，其表达细胞范围相对程序性死亡蛋白配体-1 窄，所以目前主要的研究对象是程序性死亡蛋白-1/程序性死亡蛋白配体-1。近年来，程序性死亡蛋白-1/程序性死亡蛋白配体-1 抑制剂已被开发应用于临床治疗领域，在不同癌症类型的医疗中表现出很好疗效。

2014 年，美国食品药品管理局授权加速批准可瑞达（Keytruda）用于治疗对其他药物不再反应的晚期或不可切除黑色素瘤。这是一个针对程序性死亡蛋白-1 抗原的单克隆抗体药物。据统计，全球超过 800 个临床试验正在探索程序性死亡蛋白–1/程序性死亡蛋白配体–1 抑制剂的抗肿瘤疗效。

2015 年 8 月，90 岁的美国前总统吉米·卡特（Jimmy Carter）确诊罹患黑色素瘤并发生脑转移。他在接受肝脏手术和脑部放射治疗后，注射可瑞达药物进行治疗。2016 年 3 月，卡特脑中的癌细胞已经消失，成功治愈黑色素瘤。

1996 年，美国科学家詹姆斯·帕特里克·艾利森（James Patrick Allison）研究发现细胞毒性 T 淋巴细胞抗原 4（cytotoxic T lymphocyte antigen 4，CTLA-4）抑制 T 淋巴细胞免疫反应功能，证明了通过抗体阻断细胞毒性 T 淋巴细胞抗原 4，能够增强抗肿瘤免疫反应。

2011 年，美国食品药品管理局批准了易普利姆玛（Ipilimumab）单克隆抗体药物用于治疗转移性黑色素瘤。该药物同样是通过解除免疫检查点的抑制信号通路，释放人体免疫系统杀伤和消灭肿瘤细胞的战斗力。在免疫治疗领域中，针对程序性死亡蛋白–1/程序性死亡蛋白配体–1 通路和细胞毒性 T 淋巴细胞抗原 4 通路的治疗方法被称为"免疫检查点疗法"。

2017 年是设立世界艾滋病日的第三十年，一项艾滋病治疗领域的免疫检查点疗法成果在《肿瘤学年报》发表，研究团队首次利用程序性死亡蛋白–1 单克隆抗体药物欧狄沃（Opdivo）治疗艾滋病，成功使人类免疫缺陷病毒感染患者的病毒储存库大幅降低至耗竭。

人类免疫缺陷病毒感染人体辅助性 T 淋巴细胞，在肺癌患者中细胞程序性死亡蛋白–1 表达量很高，通过程序性死亡蛋白–1 单克隆抗体药物抑制程序性死亡蛋白–1，免疫系统激活了对人类免疫缺陷病毒感染细胞的杀伤功能。一旦人类免疫缺陷病毒在细胞储存库中开始复制，通过免疫检查点疗法恢复的免疫细胞也被激活，重新开始对病毒展开追杀。

现有的抗人类免疫缺陷病毒治疗方法主要是以药物抑制病毒在体内复制，但并不能清除病毒储存库的病毒，因而无法实现艾滋病治愈。基于程序性死亡蛋白–1 单克隆抗体药物的免疫检查点疗法，可在治疗过程中成功耗竭艾滋病患者体内的人类免疫缺陷病毒储存库，从而开辟了一条新的艾滋病治疗道路——激活并杀死，以清除人类免疫缺陷病毒感染细胞。

2018 年，诺贝尔生理学或医学奖授予了艾利森和本庶佑，以表彰他们发现了抑制免疫负调节免疫检查点疗法。

第五十四章
"武器级"细胞升级方案

传统抗肿瘤治疗以放射治疗和化学治疗为主。近年来，一种创新的肿瘤治疗方法"嵌合抗原受体 T 细胞免疫疗法"（chimeric antigen receptor T-cell immunotherapy，CAR-T）横空出世，刷新了人们对医学免疫学的认知。这套方法是，从患者自身提取 T 淋巴细胞，在体外人工培养和改造，嵌合识别和攻击靶细胞的抗原受体后，输入患者体内特异性攻击癌细胞抗原，实现 T 淋巴细胞"定点清除"癌细胞的疗效。

嵌合抗原受体 T 细胞免疫疗法是新一代免疫治疗的系统方案，在体外对 T 淋巴细胞进行功能强化改造，使 T 淋巴细胞成为特异性识别抗原信号的 CAR-T 细胞，当 CAR-T 细胞发现癌细胞以后，将会产生比天然 T 免疫应答更强效、更具特异性的肿瘤杀伤功能。

一套标准的嵌合抗原受体 T 细胞免疫疗法治疗流程主要有以下步骤：

一、评估患者是否具有符合嵌合抗原受体 T 细胞免疫疗法治疗的适应证，比如肿瘤疾病类型和靶细胞等。

二、从符合条件的患者血液中分离外周血细胞，在体外条件下纯化 T 淋巴细胞，维持细胞正常功能。

三、利用病毒载体基因工程技术，将能识别肿瘤细胞且激活 T 淋巴细胞的抗原受体嵌合在 T 淋巴细胞上，将其改造成特异性的 CAR-T 细胞。

四、基于患者自身生理情况和免疫评估水平，将改造后的 CAR-T 细胞在体外培养扩增至治疗所需数量。

五、将培养扩增的 CAR-T 细胞回输到其来源患者体内，CAR-T 细胞在体内发起 T 淋巴细胞特异性杀伤肿瘤细胞免疫反应。

六、在接受嵌合抗原受体 T 细胞免疫疗法治疗过程中，患者身体在一至两周内可能发生剧烈的免疫应激反应，所以在此期间须密切观察和监控疗程，维持身体的正常生理功能水平，并及时评估治疗效果和完善治疗方案。

20 世纪末期，卡尔·朱恩（Carl June）和布鲁斯·莱文（Bruce Levine）不断优化人类免疫缺陷病毒对 T 淋巴细胞功能改造技术，为嵌合抗原受体 T 细胞免疫疗法的诞生奠定了基础。嵌合抗原受体 T 细胞免疫疗法中对 T 淋巴细胞的改造工程的核心理念就是，如何将设计好的抗原，一部分在细胞膜上表达，用以识别肿瘤分子信号；另一部分嵌合在细胞内部，激发细胞功能的免疫应答。

实现这个"桥梁"功能的关键竟然是一种人类逆转录病

毒——人类免疫缺陷病毒。该病毒具有通过逆转录过程将基因整合到宿主细胞基因组的特性，如果将其关键基因替换成抗体激活物嵌合体（antibody-activator chimera）基因，去感染从患者体内取出的 T 淋巴细胞，就能够实现细胞中表达抗体激活物分子（antibody-activator molecule）嵌合体蛋白，使之成为 CAR-T 细胞。

慢病毒（lentivirus）感染者一般会经历较长潜伏期后缓慢发病。1904 年，第一个慢病毒在一匹溶血性贫血的马中被鉴定出，它被命名为马传染性贫血病毒（EIAV）。利用病毒传递系统在细胞中表达蛋白质是基因工程的重要方法之一，被广泛应用于科技发展和生物医疗等领域。慢病毒载体能够长期稳定表达目的基因，具有可以感染非分裂期细胞、外源性基因片段容量大、几乎不产生细胞免疫应答等特点，非常适宜于作为基因–蛋白质表达系统的"穿梭机"。

人类免疫缺陷病毒就是慢病毒中具有逆转录功能的典型病毒类型，在嵌合抗原受体 T 细胞免疫疗法中，利用人类免疫缺陷病毒逆转录将病毒基因整合入细胞，同时也需充分考虑病毒复制可能的安全性。

经过对嵌合抗原受体 T 细胞免疫疗法的进一步优化和完善，水疱性口炎病毒（vesicular stomatitis virus，VSV）成为慢病毒载体的优选项。这种病毒的 G 蛋白具有高度稳定性和广泛亲嗜性，并且只保留融合了人类免疫缺陷病毒的 *env*、*pol*、*gag* 三个基因，使病毒丧失了复制能力，扩大了适应 CAR-T 细胞的宿主范围，使载体表达效率和安全性都大幅提升。

解决了 T 淋巴细胞嵌合体的基因工程难题，下一步就是要寻找攻击靶细胞的目标蛋白。肿瘤细胞是由正常细胞异常导致，二者细胞表面抗原类型大多相同，因此首先需要确定肿瘤细胞所特有的表面抗原。例如，白血病和淋巴肿瘤是由 B 淋巴细胞恶性增殖导致，肿瘤细胞表面特殊蛋白标志物 CD19 分子，只在白血病和淋巴瘤肿瘤细胞表达，而在健康细胞不表达，它就可以作为 CAR-T 细胞的目标靶分子。

2010 年，朱恩和莱文在三名慢性淋巴细胞白血病（chronic lymphocytic leukemia，CLL）患者中进行嵌合抗原受体 T 细胞免疫疗法临床试验。在接受注射 CAR-T 细胞 10 天后，患者身体开始出现强烈的免疫应激反应。1 个月后，患者体内已经检测不到白血病 B 淋巴细胞，并且在后续的疾病监测中未复发，取得了非常好的治疗效果。对嵌合抗原受体 T 细胞免疫疗法治疗效果的分析结果显示，每个 CAR-T 细胞可以杀死 1 000～93 000 个肿瘤细胞。

2012 年 4 月，经历过急性淋巴细胞白血病两次复发的一名 6 岁女孩埃米莉·怀特黑德（Emily Whitehead）接受了嵌合抗原受体 T 细胞免疫疗法治疗，成为全球第一个由此疗法治愈的白血病患儿。2017 年，美国食品药品管理局批准了嵌合抗原受体 T 细胞免疫疗法药物上市。

嵌合抗原受体 T 细胞免疫疗法在免疫治疗领域的精彩表现，是真正把"由内至外"再融入"由外至内"的医学革新。"推宫换血""乾坤大挪移"的神奇功法终于在今天成为现实。

第五十五章
病毒"溶解"肿瘤

溶瘤病毒（oncolytic virus，OV）是一类能够杀伤肿瘤细胞的病毒，它可以选择性杀死肿瘤细胞而不杀伤正常细胞，还可以在感染肿瘤细胞过程中激活免疫细胞。溶瘤病毒感染肿瘤细胞之后，在其中复制直至细胞破裂，继而引发释放胞内物质，激活免疫系统识别并清除肿瘤。

自然界中只有少数病毒可以自然地发生溶瘤，大多数病毒需要通过基因改造来实现溶瘤功能。溶瘤病毒主要分为两类，天然溶瘤病毒如新城疫病毒、呼肠孤病毒等，人工溶瘤病毒如经改造的腺病毒、单纯疱疹病毒等。

19世纪后期，一名患有白血病的42岁女子在一次疑似流感病毒感染后肿瘤忽然痊愈。1912年，意大利医生报道了一例晚期宫颈癌患者注射狂犬病疫苗之后，病情明显缓解的案例。

溶瘤病毒的发展历程经历了野生型毒株或自然减毒株、基因工程选择性减毒株、基因加载型毒株、转录靶向型毒株。除野生型的天然毒株外，其他溶瘤病毒毒株或是通过删除病毒关键基因，或是通过加载外源治疗基因，或是通过插入肿瘤特异性启动子来实现肿瘤靶细胞选择性。

随着重组病毒基因组技术不断成熟，溶瘤病毒在肿瘤治疗方面呈现出更好的疗效，基于溶瘤病毒的抗癌疗法——溶瘤病毒疗法（oncolytic therapy）成为科学研究和肿瘤治疗热点方向。目前，第三代的溶瘤病毒已经被开发出来，具备对肿瘤细胞杀伤效率高、靶向性好、安全性高等特点，有望成为有巨大应用潜力和前景的重要肿瘤疗法之一。

1991年，罗伯特·马图扎（Robert Martuza）和同事在《科学》杂志上发表文章提出，1型单纯疱疹病毒（herpes simplex virus-1，HSV-1）经基因改造后，可以用于治疗恶性神经胶质瘤。

1型单纯疱疹病毒能够感染和破坏肿瘤细胞，对人体正常机能没有太大损伤。1型单纯疱疹病毒感染宿主细胞的范围广泛，更重要的是，这种病毒的天然基因组容量很大，并且病毒非生存基因数量可观，便于人工改造病毒基因和功能拓展。

2015年，美国食品药品管理局批准了第一个溶瘤病毒疗法药物T-Vec（talimogene laherparepvec）。这是一种人工改造的单纯疱疹病毒，被应用于未通过手术完全清除的在皮肤和淋巴结病灶的黑色素瘤。

T-Vec选择杀伤能力较强的1型单纯疱疹病毒毒株作为模板，删除其神经毒性基因来达到安全性要求，缺失掉病毒感染蛋白使免疫细胞能更好地发挥杀伤功效，并且插入和表达粒细胞–巨噬细胞集落刺激因子基因，刺激引发更强烈的人体免疫应答。

当前，腺病毒、呼肠孤病毒、麻疹病毒和牛痘病毒等作为候选溶瘤病毒正进行临床试验。由于免疫检查点疗法对有的肿瘤患者疗效较低，所以基于溶瘤病毒的肿瘤治疗尤显其重要意义。

2017 年，《细胞》杂志上发表的一项研究成果显示，免疫检查点疗法（程序性死亡蛋白–1 单克隆抗体）与溶瘤病毒疗法（T-Vec）联合治疗的反应率为 62%，比单独使用其中一种疗法效果好。同年，全球生物制药企业安进（Amgen）公布了一项溶瘤病毒疗法（T-Vec）与免疫点检查疗法（细胞毒性 T 淋巴细胞抗原 4 单克隆抗体）治疗黑色素瘤的临床治疗结果显示，联合疗法的患者反应率比单独免疫点检查疗法高出一倍。

医学临床实践证明，无论是程序性死亡蛋白–1 抑制剂还是细胞毒性 T 淋巴细胞抗原 4 抑制剂，在溶瘤病毒联合治疗方案中，均能提高人体 CD4 与 CD8 分子标志物 T 淋巴细胞数量，提示激活了系统性高免疫效能。

第五十六章
"推宫换血"

　　人类免疫缺陷病毒属于逆转录病毒科慢病毒属，由人类免疫缺陷病毒感染引起的疾病称为获得性免疫缺陷综合征（acquired immunodeficiency syndrome，AIDS），即艾滋病。

　　人类免疫缺陷病毒的病毒颗粒呈球体，入侵后主要感染辅助性 T 淋巴细胞，以细胞表面 CD4 蛋白为受体，进入细胞后不断复制增殖，产生新的病毒颗粒释放出细胞外，再感染健康的辅助性 T 淋巴细胞。艾滋病患者的 CD4 辅助性 T 淋巴细胞计数，一般都大幅少于正常人水平，因而导致了人体重要免疫功能缺陷，极易导致机会感染和肿瘤发生。

　　1995 年，蒂莫西·雷·布朗（Timothy Ray Brown）确诊患上艾滋病，于是开始服用抗人类免疫缺陷病毒药物进行治疗，以控制人类免疫缺陷病毒在体内的复制水平。2006 年，布朗又确诊患上急性骨髓性白血病，祸不单行的他遭受了双重重疾的打击。

　　布朗的主治医师格罗·许特尔（Gero Hütter）想到了一个治疗方案——骨髓移植，如果成功的话就能同时治愈这两种疾病。这可不是普通的骨髓移植手术，而是需要既能匹配患者的健康骨髓，又能不被人类免疫缺陷病毒感染的骨髓细胞。终于，许特尔医生从 80 名骨髓配型成功的捐献者中，找到了一例带有纯合 *CCR5Δ32* 突变基因的骨髓细胞。

人类免疫缺陷病毒感染辅助性 T 淋巴细胞，不仅需要细胞表面的 CD4 受体分子，还需要 CCR5 辅助受体分子。病毒必须同时结合 CD4 和 CCR5 两种分子，才能够"打开"宿主细胞表面"通道"。虽然也有少数情况病毒以 CXCR4 作为辅助受体分子，但是只要"关闭"了 CCR5 分子的识别"信号"，人类免疫缺陷病毒就很难完成入侵行动。

高加索地区的人群中大约有 1% 的人是天然 *CCR5Δ32* 突变基因纯合子，他们和正常人一样生活。因此，许特尔医生提出，如果将天然 *CCR5Δ32* 突变基因纯合子的人的骨髓，成功匹配移植到布朗身上，那么既可以治愈他的急性骨髓性白血病，新移植的骨髓细胞又不会被人类免疫缺陷病毒感染，也能够有希望治愈他的艾滋病。

布朗在移植了天然 *CCR5Δ32* 突变基因纯合子的人的骨髓，并历经了多次治疗和急救之后，身体机能渐渐恢复，移植的骨髓干细胞开始发挥正常功能，潜伏的人类免疫缺陷病毒病毒库也慢慢被清除。这预示着治愈艾滋病的黎明即将到来。

2011 年，经过几年悉心治疗的布朗，身体健康状况完全恢复正常。他成为全球第一例艾滋病成功治愈患者——"柏林病人"。

2020 年，全球第二例艾滋病成功治愈患者——"伦敦病人"，进入了公众的视野。这一次的治疗方案参照"柏林病人"，为同时身患艾滋病和霍奇金淋巴瘤的患者移植了 *CCR5Δ32* 基因突变的骨髓细胞。

"伦敦病人"在术后 16 个月开始停用抗病毒药物，在停止抗病毒药物治疗 30 个月后，患者体内没有可检测到的人类免疫缺陷病毒存在。第二例艾滋病成功治愈患者，证实了这种治疗方案并非孤例，坚定了人类战胜人类免疫缺陷病毒、治愈艾滋病的信心。

这两例艾滋病病例的治愈，是以人类免疫缺陷病毒复制活性作为判断依据的。在治愈之后，他们体内的一些细胞仍然可发现人类免疫缺陷病毒的基因片段，但是却不再复制产生新的活病毒了。经研究发现，"伦敦病人"体内 99% 的免疫细胞都是来自 *CCR5Δ32* 基因突变的骨髓捐献者，这使他的免疫系统能够高效地抑制人类免疫缺陷病毒。

"柏林病人"和"伦敦病人"的治愈是万中无一的奇迹，骨髓移植治疗艾滋病目前仍被认为是一种科学探索的试验性疗法。

基于 *CCR5Δ32* 基因突变的骨髓移植疗法为人类免疫缺陷病毒治愈提供了线索，这条路还有很长的距离需要砥砺前行。骨髓移植手术本身存在较高风险，容易发生排斥现象或感染重症，经历重创后恢复非常不易。*CCR5Δ32* 基因突变纯合子的骨髓非常稀少，捐献者和患者能匹配合适又极为困难，这在很大程度上限制了这种试验性疗法。

尽管相隔十年，全球仅现两例，艾滋病这个人类的宿敌"不可战胜"的记录却被改写了。科学技术在对抗艾滋病的战斗中步步为营，尽管这个历程中有已知挑战和未知风险，却也似乎在黑夜之中看到了点点星光，治愈艾滋病的希望即将再次被点亮。

第五十七章
干细胞"剪刀手"

高效抗逆转录病毒治疗（highly active antiretroviral therapy，HAART）就是大名鼎鼎的"鸡尾酒疗法"。三种或三种以上的抗病毒药物联合治疗艾滋病，可以高效抑制人类免疫缺陷病毒的复制和增殖，并且大幅降低其耐药性，被认为是目前最有效的艾滋病药物治疗方法。

如果是只感染了人类免疫缺陷病毒的艾滋病患者，通过高效抗逆转录病毒治疗就能够很好地控制病毒复制，延长感染者生命。再要进行骨髓移植手术，可能会给身体带来额外伤害和风险。

"柏林病人""伦敦病人"的骨髓治疗方法，是基于艾滋病和肿瘤同时治疗的最优选择，所承担的风险也最大。最难得的是，要有能够匹配移植的特殊捐赠者骨髓。除此之外，人类免疫缺陷病毒进入辅助性 T 淋巴细胞的辅助受体，有 CCR5 和 CXCR4 两种类型，如果人类免疫缺陷病毒在小概率情况下通过 CXCR4 辅助受体途径入侵宿主细胞，天然 *CCR5Δ32* 基因突变纯合子骨髓移植可能就会失效。

做一个假设：基于"柏林病人""伦敦病人"成功治愈案例，在只有人类免疫缺陷病毒感染的艾滋病患者中，如何能最简单实现成功治愈？

答案就是：*CCR5Δ32* 基因突变纯合子。

可是艾滋病患者并没有患白血病，骨髓移植的风险又很高，能匹配的骨髓还特别罕见，既然有天然的 *CCR5Δ32* 基因突变纯合子，那么为什么不能有人工的 *CCR5Δ32* 基因突变纯合子呢，如何能最简单实现基因突变？

答案就是：规律间隔成簇短回文重复序列（clustered regularly interspaced short palindromic repeats，CRISPR）基因编辑。

规律间隔成簇短回文重复序列，是来自原核生物如细菌基因组内的一段重复序列，可使细菌拥有一种保护自身、对抗病毒的免疫能力。

病毒在入侵宿主细胞的时候，将自身 DNA 整合到细菌基因组，利用宿主来复制和生产新的病毒。细菌为了防止被病毒"绑架"，于是进化出一把基因"剪刀"，把病毒基因 DNA 片段"剪掉"，使其无法整合到自己基因组上，从核酸分子水平"解决战斗"。CRISPR/Cas9 系统就是这样一把"利剪"。

2019 年，北京大学、解放军总医院和北京佑安医院合作研究，在《新英格兰医学杂志》发表了世界首例通过基因编辑干细胞治疗艾滋病和白血病。他们通过规律间隔成簇短回文重复序列基因编辑删除患者骨髓干细胞 CCR5 基因，再将细胞移植到患者体内增殖分化，形成能够不被人类免疫缺陷病毒感染的免疫细胞，从而实现对疾病的治疗效果。

自 2017 年起，合作单位研究组展开临床试验，在为期 19 个月的临床观察后发现,患者短暂停止服用抗人类免疫缺陷病毒药物，CCR5 基因编辑的 CD4 辅助性 T 淋巴细胞表现出抗人类免疫缺陷病毒感染能力，并且基因编辑效果在血液细胞中始终稳定存在，初步证明了基因编辑干细胞在临床中的可行性与安全性。

然而，基因编辑技术面临着编辑精度、效率、准确性等方面的挑战，这把基因分子"剪刀"是否能够用得更"趁手"？在临床试验结果中，首先证实了即使是非天然的基因编辑干细胞在人体中也是安全的，然后需要考虑的重点方向就是提高基因编辑效率的问题。

试验数据显示，由于与未编辑细胞同时输入患者体内，编辑细胞总量占比只有 5% ~ 8%，基因编辑细胞效率是 17.8%。从理论上讲，只有达到 100% 的基因编辑效率，才能真正意义上实现艾滋病的治愈，"柏林病人""伦敦病人"的天然奇迹，或许才能够在人工"剪刀"下还原成功。

随着基因编辑技术的发展，不断有更安全、更高效的技术体系开发出来。未来，基因编辑干细胞能够产生足够多 CCR5 基因突变细胞抵御人类免疫缺陷病毒之时，就是治愈艾滋病的那一天。这一天，也是向新的挑战迈进的那一天。

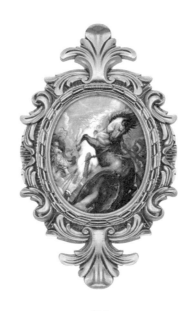

炽焰·燃烧的埃利达努斯河

"法厄同无法驾驭太阳马车,从天空中坠落至埃利
达努斯河。"

——人体免疫系统是一柄双刃剑,既能够对抗感
染和预防疾病,又能够引发排斥和炎症威胁健康。

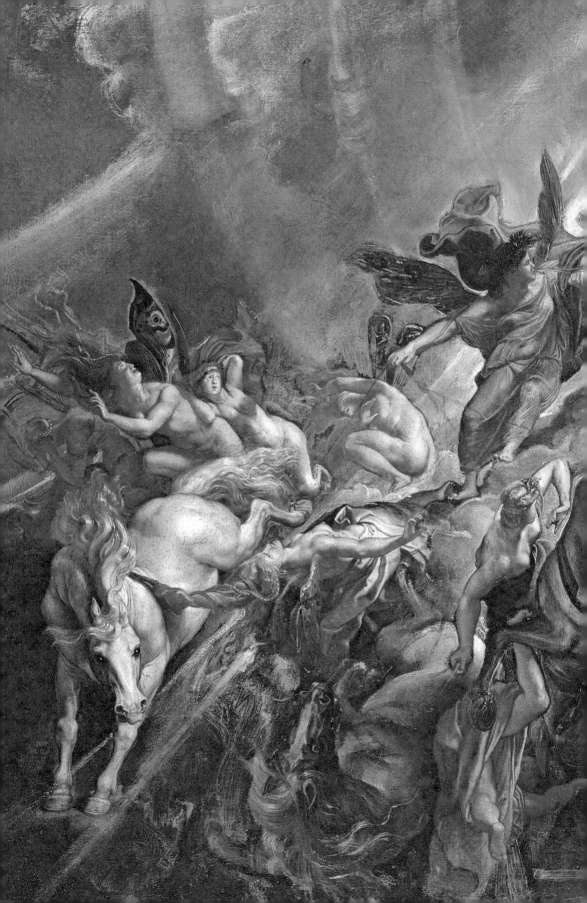

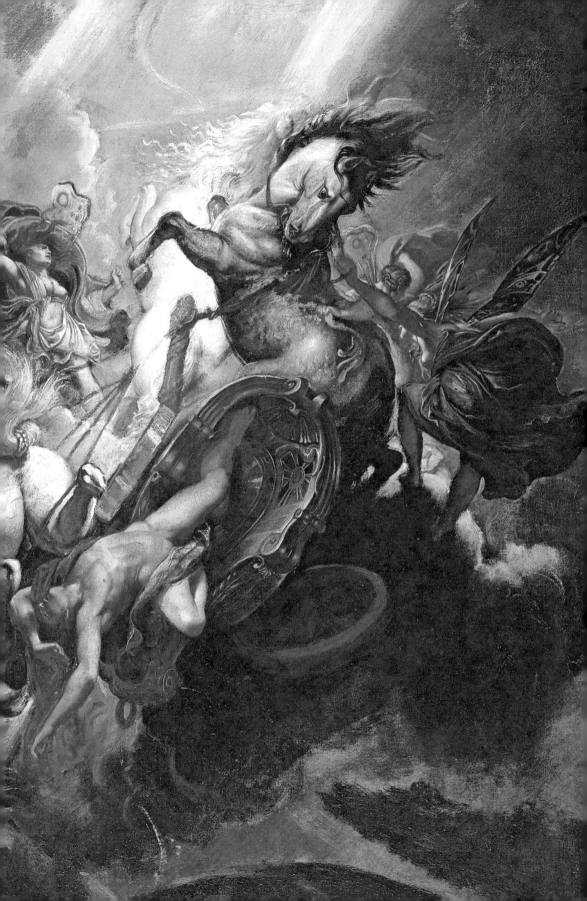

第五十八章
"越帮越忙"的 ADE

登革病毒（dengue virus，DV）是引起登革热（dengue fever，DF）和发病率与病死率很高的登革出血热（dengue hemorrhagic fever，DHF）以及登革休克综合征（dengue shock syndrome，DSS）的病原。登革热、登革出血热以及登革休克综合征是蚊媒传播的急性虫媒传染病，其传播媒介主要是民间通称"花蚊子"的埃及伊蚊和白纹伊蚊。

登革病毒属于黄病毒科黄病毒属，共有四种血清型。这种蚊媒病毒是单股正链的 RNA 病毒，形态一般呈球形，直径约 50 纳米。蚊子在吸食被感染者血液时获得病毒，并通过叮咬传染给他人。少数蚊子经蚊卵将病毒传给后代，所以蚊子终生均能传播登革病毒。蚊子的繁殖力极强，伊蚊卵在繁殖栖息地的干燥状态下可存活一年以上，在接触到水后即可孵化。

登革病毒的病毒源主要来自有症状或无症状的感染者，感染登革病毒的患者开始出现症状后，通过伊蚊等媒介传播病毒。防止蚊虫叮咬是防治登革病毒感染的重要措施，清除蚊虫孳生场所、改善环境卫生条件、宣传教育增强防范意

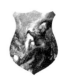

识能够有效控制蚊虫数量，切断传播途径。

登革病毒引起的疾病在全世界都有分布，特别是在热带和亚热带地区，近年来拉丁美洲和加勒比地区发病率呈快速上升趋势。据世界卫生组织统计，过去 50 年中，登革热发病率增加了 30 倍，每年在 100 多个国家发生高达 5 000 万至 1 亿例感染。另一项登革热流行研究表明，全世界有 128 个国家和地区的 39 亿人正面临登革病毒感染风险。

登革热患者感染发病后一般都可治愈，对于重症登革热，如果能够得到及时有效的医治和救护，可以将病死率从 20% 减低到 1% 以下。

1964 年，澳大利亚科学家罗伊尔·霍克斯（Royle Hawkes）首次提出抗体依赖增强（antibody-dependent enhancement，ADE），多种虫媒病毒在高度稀释抗体中可能有利于在鸡胚中繁殖，如乙型脑炎病毒、墨累山谷脑炎病毒、格塔病毒等。

1977 年，美国科学家斯科特·霍尔斯特德（Scott Halstead）将抗体依赖增强现象与登革病毒引起的严重疾病联系了起来。登革病毒第一次感染后，机体产生的非中和抗体促进非同一血清型的病毒感染，进而加重病情出现登革出血热和登革休克综合征，导致血管渗漏和器官衰竭，严重的甚至致命。

四种不同血清型的登革病毒基因差异为 30% ~ 35%，而且四种血清型病毒都广泛传播。如果只接种一种不能全部覆盖四种血清型的疫苗，由于产生抗体依赖增强现象反而会加剧感染并导致重症，所以只有覆盖四种血清型的登革疫苗才能保障安全和有效。这个难题至今仍然悬而未决，目前尚无登革疫苗预防疾病。

机体在抗原诱导下会产生多种抗体，能够"中和"病毒或细菌毒素使其失活的抗体是中和抗体，不能使其失活的就是非中和抗体。抗体依赖增强现象中的抗体，实际上是非中和抗体。四种血清型登革病毒感染的病死率一般低于1%，而发生抗体依赖增强登革病毒感染后，病死率最高可骤增至30%。

越来越多的病原研究证实存在抗体依赖增强现象，即使不同的病原之间也会发生此现象。例如：存在寨卡病毒抗体的条件下，登革病毒感染能引发抗体依赖增强现象；存在登革病毒抗体的条件下，寨卡病毒感染也能引发抗体依赖增强现象。

一般人感染病毒之后，会产生抗体来"中和"病毒，痊愈后中和抗体仍然具有免疫保护性。让人烦恼的事来了，如果病毒发生了变异，就能欺骗中和抗体，大摇大摆地绕过免疫防线。欺人太甚可奈何，一种或一型病毒产生了抗体保护机体，同样的抗体却又加重了另一种或另一型病毒的感染致病程度，真可谓"相逢何必曾相识。"

有研究结果显示，发生抗体依赖增强现象的病毒与抗体结合后感染巨噬细胞等，增强了病毒的复制水平，并蔓延引起全身系统性感染；此时，机体激活细胞释放大量生物活性因子，造成弥漫性血管内凝血、出血、休克等系列病理过程。还有试验数据表明，高水平的登革抗体具有保护功能，低水平的登革抗体不会加重病情，中等水平的登革抗体会使疾病更严重。

基于抗体依赖增强现象提出的观点认为，尽管机体产生了非中和抗体，但是免疫系统却认为已经产生了保护能力，于是降低了免疫功能的防御水平，使得病毒更易攻击宿主细胞，致使患者感染并发重症。

抗体依赖增强现象是免疫系统的特殊表现，也是在科学认知领域的重大挑战。或许，解开了这个谜团能带领我们开启一段新的航程。

第五十九章

摩纳哥王子的一次出海

不是所有恋曲都有美好回忆，有一种寂寞叫作你的过敏我真的不懂。一如人们发现不是所有的刺激都能开启保护机体的免疫，有的时候唤醒的可能是"一头凶猛的野兽"——过敏反应。

对过敏反应的记录早已有之。传说中，曾有古埃及法老被黄蜂蛰刺后过敏而死。古罗马皇子布里坦尼库斯（Britannicus）因对马过敏不能参加仪仗巡礼而失去了皇位。英格兰国王理查三世利用自己对草莓过敏诬陷政敌黑斯廷斯（Hastings）并将其斩首。

1901年夏天，摩纳哥王子邀请科学家乘坐蒸汽船爱丽丝公主二世号开启了一次航海旅行，这次旅行的目的是为了研究一种奇特的生物——僧帽水母（*Physalia physalis*）。僧帽水母是一种腔肠动物，形状就像僧侣的帽子，浮囊上有发光的膜冠，常貌似悠闲地漂在海面上。

僧帽水母拥有长须状柔软的触手，在湛蓝色的海中如同光彩夺目的丝绸，但其中却隐藏着致命的"温柔"。在僧

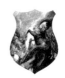

帽水母丝绸般的触手上布满刺细胞，细胞中的毒液轻者让人麻痹，重者致人死亡。

法国生理学家夏尔·罗伯特·里歇（Charles Robert Richet）是王子邀请的嘉宾之一，为了弄清楚僧帽水母毒素毒性以及找到解决毒素中毒的办法，他希望能够像开发微生物疫苗那样，研制出一种针对毒素具有免疫效果的疫苗。

里歇提取僧帽水母的毒素，将其注射进入狗的体内。如果剂量合适，狗并不会因为中毒而死亡，但是会因中毒引起不良反应，这与大多数获得成功的疫苗接种后的反应相似。经过一段时间后，里歇认为狗的体内已经产生了对毒素的免疫力，如果再次注射，狗就能够免疫毒素而保持健康。

但是，结果却恰恰相反，狗不仅没有能够免疫毒素，而且对再次注射的毒素更加敏感，即使很小剂量的毒素刺激，都会导致非常严重的中毒症状。注射的次数越多反应就越强烈，最严重时极低的毒素注射量很快导致狗中毒死亡。

回国后，里歇又在沿海采集了许多海葵进行比较研究，并得到了相似的试验结果。在两三周内给狗多次注射海葵毒素后，被注射的狗发生更严重的症状甚至死亡。注射不仅没有免疫效果，而且使狗的中毒敏感程度更高。

通过进一步研究，里歇相继发现了多种蛋白质在注射给动物时，发生了完全不同于免疫保护的致命反应，于是，他将这种现象命名为过敏反应（anaphylaxis，来源于希腊文，ana 意为 "反对"，phylaxis 意为 "保护"）。

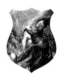

里歇提出，过敏反应是一种外源物质第一次进入体内使机体产生温和反应，但当再一次进入体内时导致严重反应症状甚至死亡。1907 年，他还证明了通过致敏动物血清输入正常动物体内能够传递过敏反应，并于 1911 年出版有关过敏反应的专著。

1913 年，里歇因在过敏反应方面的杰出成就获得诺贝尔生理学或医学奖。

在里歇之前也有人发现，兔子或狗被注射血清或卵白蛋白，以及人接种白喉毒素疫苗时，有类似现象发生。很多时候，这被认为是抗原或毒素的叠加效应，或者免疫诱导的方式需要改进，而不能突破传统免疫观念。里歇通过精心的实验设计，用结论排除了以往这些可能的推测，揭示了免疫反应的系统性认知。

经过进一步的研究，里歇发现不同抗原在人和动物体内引起的过敏反应症状相似，从而推测出引起过敏反应的是一种血液产生的化学物质。之后，他又发现一些重要疾病如花粉症和哮喘等与过敏反应有密切关系，过敏反应的疾病之间存在着共同的免疫机制，是一种免疫系统的变态反应。这为许多免疫相关病症提供了科学解释。

过敏反应的发现轰动了当时的医学界，原来免疫应答并不是越高越好，合适的才是最好的。在抗血清疗法风靡一时的 20 世纪初，医生开始在实施治疗前先测试患者的敏感度，以防止发生血清过敏反应，避免治疗中发生过激免疫应答而加重病情。

过敏反应的发现颠覆了经典免疫学，自从牛痘接种预防天花、减毒疫苗预防狂犬病，到细胞免疫和体液免疫学说的建立，免疫系统一直都给人以守护健康的印象出现在"上卷"。在这一刻，人类对其功力的领悟开始翻到了"下卷"。

第六十章

情非得已

过敏反应是人体免疫保护机制之一，从这个角度理解，就是免疫系统需要一种平衡状态，太弱则不利于自卫防身，太强则损害机体。对于异常过高的免疫应答，一般称之为超敏反应（hypersensitivity）或者变态反应（allergy）。

根据超敏反应的不同，可将其分为 I、II、III、IV 四种类型。I 型超敏反应，又称速发型超敏反应（immediate type hypersensitivity）或过敏反应；II 型超敏反应，又称细胞溶解型超敏反应（cytolytic type hypersensitivity）或细胞毒型超敏反应（cytotoxic type hypersensitivity）；III 型超敏反应，又称免疫复合物型超敏反应（immune complex type hypersensitivity）；IV 型超敏反应，又称迟发型超敏反应（delayed type hypersensitivity）。

大家通常所说的过敏反应，主要是指速发型超敏反应和迟发型超敏反应。速发型超敏反应，是一种很常见的超敏反应类型，当机体受到同样过敏原再次刺激时发生，反应迅速强烈且消退快，一般不留下组织损伤，比如青霉素过敏性休克。迟发型超敏反应是过敏原刺激淋巴细胞释放淋巴因子而造成的，这种类型的超敏反应出现得比较缓慢，通常需要 24～48 小时，如药物引起的出疹症状。

诱发过敏反应的抗原称为过敏原，常见的引起过敏反应的抗原物质有 2 000～3 000 种，有记载的有近 2 万种，可通过吸食、注射或者接触等方式使机体产生过敏反应。致敏条件包括患者自身遗传因素导致对某种物质过敏，以及机体在一定环境条件中与过敏原接触。天然过敏原主要是蛋白质。

花粉是人们最早认识到的过敏原之一，它通过呼吸道进入人体引起过敏反应。花粉过敏具有地区性和季节性特征，一些患者会伴发哮喘。

真菌和放线菌也会导致过敏反应。真菌容易在湿热阴暗环境中繁殖，放线菌多存在于腐败有机物之中，有的在高温下迅速生长。真菌和放线菌都能够引起过敏性肺炎，甚至可造成严重肺功能损害。

尘土本身就是一种过敏原，且在其中还隐藏了许多其他过敏原，如花粉、真菌、螨虫、细菌等。螨虫主要生活在湿热环境中，容易引发儿童支气管哮喘。夏季很常见的一类过敏还有蚊虫叮咬，特别是昆虫毒液注入体内，能迅速引起大块皮肤红肿症状，严重时会导致全身不适。

动物的皮毛和禽类的羽毛也是一类过敏原。环境中存在的动物唾液、尿液及粪便等代谢物也可以导致过敏反应。如果与鼠、猫、狗、鸟类等动物直接接触，接触时间越长则

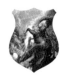

致敏可能性越高。

食物过敏也是一类常见的过敏反应，以消化系统和皮肤症状最为明显，比如对花生、海鲜、坚果、乳制品等过敏。小麦粉尘也常会经由呼吸道吸入，从而引起呼吸系统过敏反应。

在临床治疗中，抗生素界的第一把交椅青霉素，在注射治疗前必须经过皮试，也是由于可能对不同体质人群产生过敏反应。此外，血清类生物制品、四环素类等药物也可能引起人体过敏。在生产生活中，化工原料、漆类产品、化妆品等含有的致敏化学物质，也会引起过敏反应，甚至导致休克。

细胞毒型超敏反应，是抗原入侵后人体免疫系统产生的 IgG 或 IgM 类特异性抗体，与再次入侵的抗原或基质抗原结合，激活补体系统并在巨噬细胞和中性粒细胞参与下引起机体细胞损伤的反应，例如免疫性溶血性贫血。有些小分子化学药物与血液细胞结合，被免疫系统误伤攻击的情况，常见于药物过敏反应。

免疫复合物型超敏反应是游离抗原与相应抗体结合为循环免疫复合物，未被及时清除的免疫复合物沉积于毛细血管基底膜等部位，通过激活补体，并在血小板、中性粒细胞等参与下，引起血管及其周围组织炎症，导致组织损伤的反应，如免疫复合物肾小球肾炎，即急性链球菌感染后肾小球炎。

一般而言，致敏是超敏反应的先决条件，但致敏物也可以由人体内部产生，称之为自身抗原。自身抗原能够引起各种类型的自身免疫疾病，而有过敏体质（irritable the physique）的人不一定会发生过敏。在这些复杂的现象下，究竟隐藏着怎样鲜为人知的"情愫纠葛"呢？

第六十一章
"带头大哥"过了火

过敏就像一只逃出免疫牢笼的猛虎，凶狠地厮杀眼前的猎物，而引发了整片森林的惊慌失措。过敏反应的重要特征就是多次接受过敏原刺激，免疫系统会对这种刺激做出回应，B 淋巴细胞分泌产生抗体，与特殊的致敏细胞结合，暗中安装了过敏"起爆键"。

当过敏原再次刺激机体时，就会直接与致敏细胞表面的抗体结合，释放出大量的细胞因子。这些细胞因子能够带来毛细血管扩张、血管壁通透性增强、平滑肌收缩等生理反应，于是，皮肤就会出现红肿、荨麻疹等症状，或者引起呕吐、腹泻，特别严重时使人窒息、过敏性休克致死。

这个过程在免疫系统中是如何发生的，以及发生过程中免疫细胞的参与机制和关键细胞因子有哪些？下面以常见的速发型超敏反应为例，探索过敏反应里的细胞对话。

过敏原诱导 B 淋巴细胞产生特异性抗体，抗体与肥大细胞和嗜碱性粒细胞（basophil）的表面结合，使机体处于致敏状态，通常可维持数月之久。如果不再接触该过敏原，

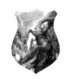

致敏状态会逐渐消失。这个阶段称为致敏阶段。

致敏阶段中，当相同的过敏原再次进入机体后，会与已经致敏的细胞表面抗体特异性结合，释放细胞内颗粒中的物质，如组胺（histamine）、白三烯（leukotriene）、血小板活化因子（platelet activating factor）等。这个阶段称为激发阶段。

早期过敏反应主要由组胺刺激引起体内异常生理变化，可在很短时间内发生并持续数小时；继而由白三烯、血小板活化因子等引起，在激发阶段后 6~12 小时发生过敏反应并持续数天。这个阶段称为效应阶段。

过敏反应中的关键细胞之一就是肥大细胞，形状为圆形或椭圆形，是一种含有肝素（heparin）、组胺、白三烯、5-羟色胺（5-hydroxytryptamine）的粒细胞。组胺和白三烯分别在肥大细胞的颗粒和细胞质中储存。

肥大细胞表面含有丰富的 FcεRI 受体分子，能够加工和提呈抗原，吞噬细菌和分泌免疫细胞因子。更重要的是，肥大细胞与特定的过敏原抗体结合后，脱颗粒（degranulation）释放出组胺等致敏细胞因子，导致了免疫过激的系列"连锁反应"，其体征表现就是过敏症状。嗜碱性粒细胞的致敏功能与肥大细胞类似。

这种致敏类型的抗体就是 IgE。

IgE 与肥大细胞或嗜碱性粒细胞表面的 FcεRI 受体分子

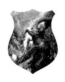
具有高亲和力，虽然 IgE 在正常人血清中含量最少，却是引起过敏反应的"带头大哥"。通常 IgE 水平过量的人具有过敏体质。

具有过敏体质的人血清 IgE 含量比正常人高出 10 倍以内。一些有过敏体质的人体内 Th2 细胞（T helper 2 cell，Th2）相对 Th1 细胞（T helper 1 cell，Th1）的比例也比正常人高。Th2 细胞可以分泌白细胞介素–4（interleukin-4，IL-4），白细胞介素–4 又可以诱导 IgE 合成，使人体产生高水平的 IgE。

过敏是一种免疫过激反应导致的疾病，人体在健康状况下，Th1 细胞和 Th2 细胞彼此"相安无事"。一旦平衡被过敏原打破，给 Th2 细胞的自由过了火，IgE 就如困兽般横冲直撞，令人"欲罢不能"。

第六十二章
有话好好说

1565 年有了最早的花粉症病例记录，当时认为病因是玫瑰花香味的毒性，于是这让人打喷嚏、流流眼泪和鼻涕的过敏疾病有了一个浪漫的名字——玫瑰热。随着不同病例的出现，这种疾病也被称为枯草热。1903 年，花粉症被证实并非是由于"花香有毒"，而是花粉刺激人体产生了一种毒素所导致的"内伤"。

1910 年，英国生物学家亨利·哈利特·戴尔（Henry Hallett Dale）和他的同事在对黑麦毒性的研究中发现了一种物质——组胺。在此基础上，他又发现了组胺会从细胞中释放出来，在人体内引起免疫应答反应而导致过敏。

组胺是一种血管活性胺，存在于许多人体组织中，特别是在肥大细胞中含量最高。在人体正常生理条件下，组胺与肝素安静地结合在一起，成为肥大细胞和嗜碱性粒细胞的颗粒。细胞一旦受到过敏原刺激，尤其是多次刺激之后，就会发生脱颗粒现象，释放出组胺把免疫系统"惊醒"。

找到了过敏反应的"病因"，即便自身过敏体质难以改造，对付组胺的药物还是可以找一找的。

1937 年，瑞士裔意大利科学家达尼埃尔·博韦（Daniel Bovet）经过大批次候选药物筛选和超过 3 000 次试验，终于锁定了一种抗组胺物质。1939 年，博韦在此基础上合成了一种强抗组胺候选药物，尽管抗组胺效果很好，但是对人体毒性也很大，然而人们以此为基础不断优化合成了一系列衍生化合物，最终制成了可用于临床治疗过敏反应的抗组胺类药物。

1950 年，第一代抗组胺类药物马来酸氯苯那敏（chlorphenamine maleate），即扑尔敏问世，它到现在仍然是一类抗过敏药物的主要成分，不过它存在嗜睡、心跳加快等副作用。第二代抗组胺类药物氯雷他定（loratadine）、西替利嗪（cetirizine）等，可以减少副作用，并且能够有效应对过敏反应。

大多数抗组胺类药物都基于共同的功能乙胺基团 $X-CH_2-CH_2-N$，它们按照药物靶细胞受体可分为 H_1 受体拮抗剂和 H_2 受体拮抗剂，按照中枢镇静作用可分为嗜睡性和非嗜睡性。肥大细胞释放组胺、白三烯等过敏反应信号转导分子，针对白三烯受体的拮抗剂和肥大细胞膜稳定剂药物也被用于治疗过敏反应。

博韦在发现抗组胺药物的道路上，还有另一个与抗过敏药物副作用相关的发现。他发现了一类具有"镇定""催眠"效果的物质——箭毒。

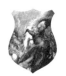

在南美洲的印第安部落中，有一种神秘的暗器，不仅能帮助他们狩猎，而且还能用来对付敌人。这种暗器就是将从天然动植物中获取的毒汁涂抹在箭头上制成的一种有毒的箭。

每个部落都有自己的独特的箭毒，有的箭毒还被赋予了"法力"，经过巫师用毒蚁、毒虫、毒蛇、毒蝎、毒蜘蛛等特制秘方"精炼"而成。辣椒也是其中的重要的成分之一，它可以刺激伤口开裂。猎物被射中以后，很快就束手就擒，而人类食用这些动物的肉，并不会造成自身中毒。

博韦从箭毒的功能中得到了启发，认为箭毒中的有效成分具有肌肉松弛效果，在临床应用上有巨大潜力和发展前景。他专程前往亚马孙河流域的印第安部落，尝试在各种箭毒中提取有效药用成分，终于找到了美洲箭毒的化学分子功能基团——筒箭毒碱（tubocurarine）。

在筒箭毒碱基础上，博韦又合成了近 400 种化合物，再从其中的胆碱衍生物中筛选出了一种类箭毒化合物——琥珀胆碱（succinylcholine）。琥珀胆碱具有神经肌肉阻断功效，能迅速使人在不丧失意识的情况下肌肉麻痹，这使其成为一种非常好的手术麻醉剂。

手术中，琥珀胆碱能使患者处于肌肉松弛状态，防止其挪动身体，以便医生能够专心操作。琥珀胆碱分子自身容易分解，术后患者恢复速度也很快。一旦出现呼吸麻痹的情况，须及时采用人工呼吸系统或呼吸设备抢救，说起来琥珀胆碱的使用可真得慎之又慎。

我们似乎感受到抗组胺药物和箭毒类药物的相似之处，一个是可避免过激的免疫应答，另一个能产生使肌肉松弛的麻醉效果。博韦的这两项重要发现，揭示了人们维持身体机能平衡的一种途径，免疫系统是保护健康的一柄锋利的双刃剑，我们要科学认识和正确使用这柄利剑。

　　1957 年诺贝尔生理学或医学奖授予了博韦，以表彰他在研制抗组胺药物及肌松药物领域取得的卓越成就。这些药物在临床治疗中被广泛应用。当我们自身免疫系统"情绪"不稳定，或者医疗中需要身体保持冷静的那一刻，就是让利刃的寒光隐入剑鞘中之时。

第六十三章
炎症风暴

古罗马塞尔苏斯（Aulus Cornelius Celsus）在他的百科全书中提出，炎症（inflammation）主要表现特征为患病部位出现发红、肿胀、发热和疼痛四大症状，即红、肿、热、痛。19世纪德国病理学家鲁道夫·路德维希·卡尔·菲尔绍（Rudolf Ludwig Karl Virchow）又将局部功能障碍纳入其中，完善了炎症症状特征内涵。这个概念一直沿用到现代医学中。

炎症部位发红主要是充血造成的，在血管中血红蛋白供氧需求升高，因此皮肤呈现出发红的局部特征。炎症造成了体内渗出物增多，淤积在某处形成肿胀。当炎症发生时，体内白细胞介素、肿瘤坏死因子等被释放，免疫系统应答和代谢加速，导致体温升高引起发热。渗出物引起肿胀、压迫，对神经末梢感知产生影响，会使人产生痛感。功能障碍是指炎症严重时，细胞变性、坏死，导致组织、器官受损，进一步就导致了功能障碍的发生。

炎症是一类人体机能的病症表现，它的实质是免疫系统对感染或者损伤、异变的刺激应答。发生炎症就是告诉我们身体内部正在进行"战斗"。这场"战斗"可能是消灭入侵病原，也可能是修复损伤或清除异常；但是一次"战斗"不能持续太久，一旦超过了人体正常机能所适应范围，就会对人体造成不利影响。

能够引起炎症的因素有很多，如高热、低温、放射线及紫外光、酸、碱、撞击、挤压等外界因素，细菌、病毒和寄生虫的入侵，以及过敏反应、自身细胞和组织损伤等内在因素。当机体受到刺激或者发生异常反应时，会本能地试图自动清除这些不利因素，所表现出来的生理特征就是炎症，它是一种天然的生物防御和维持机制。

炎症主要发生在机体的局部，然而发生比较严重的炎症时，会出现明显的全身性反应。如同在森林中的一次起火，能够烧死林木中的害虫，驱逐破坏森林的野兽；可是，如果大火蔓延到整片森林，超出生态再生循环的条件，那就是一场毁灭性的灾难。

人体中的"森林大火"在免疫学中的定义就是炎症风暴，即细胞因子释放综合征（cytokine release syndrome，CRS），其表现为体内炎症细胞因子急剧升高，细胞因子信号转导和功能激活水平提高，引发大量强烈的免疫应答，对身体组织和器官产生严重的损伤。

炎症风暴会导致多种疾病，如急性感染、风湿性疾病、休克等，严重时会致人死亡。比如肺部组织炎症可能会使细胞和体液在呼吸系统积聚，以致阻塞空气进出造成危局。在免疫疗法中，经过改造的 T 淋巴细胞强大的特异杀伤功能，也会激起其与肿瘤细胞在体内的剧烈反应，会使身体机能处于险境。

病毒感染人体后会引起免疫反应，正常情况下是通过免疫细胞分泌抗体和细胞杀伤清除病毒。如果这个反应过程太过激烈引起严重炎症，反而会对自身细胞、组织和器官造成损伤，对身体造成比病毒感染细胞更大的伤害。

发热是遭遇微生物感染的常见炎症，体温升高能够促进巨噬细胞吞噬功能的发挥，增强 B 淋巴细胞分泌抗体和 T 淋巴细胞杀伤能力。一般的细菌性感染发生时，白细胞数量的增加也是为了增强抗菌防御力量。

如果发热温度过高，人体细胞也会受到损伤，"杀敌一千自损八百"。这时候就要先给患者降温，"留得青山在不怕没柴烧"。超常规水平的白细胞数量和比例，必然对其他细胞功能产生影响，这是一个报警信号，此时就需要抗生素等药物加入抗菌战斗，与白细胞并肩作战保卫身体健康。

第六十四章
相煎何太急

在古希腊神话中，有一只喷火的异兽名叫奇美拉（Chimera），它有着雄狮的头部、山羊的躯体和巨蟒的尾巴。医学界以这个异兽的名字衍生出了一个专业术语——嵌合体（chimera），是指由来自不同基因型的合子演变而来的两个或多个不同的细胞系混合构成的个体。

文艺复兴时期，意大利博洛尼亚大学外科手术与解剖学教授加斯帕雷·塔利亚科齐（Gaspare Tagliacozzi）发明了"鼻子移植术"。当时许多人因感染梅毒导致鼻子烂掉，塔利亚科齐将患者上臂皮肤与鼻子创口处缝合，鼻子皮肤长好以后再将皮肤划开分离，一个新鼻子就长出来了。

不过，这个新鼻子不如天然的好用，打个喷嚏或者擦个鼻子都得特别小心，不然就又得跑去找医生再缝一次。这也使人们认识到，尽管不同部位皮肤移植后能够长出来，但是被移植的部位终归不被接受，似乎有一种无形的"排异"之力在冥冥之中掌握着这一切。

1905年，奥地利眼科医生爱德华·康拉德·齐尔姆

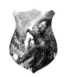

（Eduard Konrad Zirm）接诊了一位由于在工作中长期接触石灰而导致双眼几乎失明的工人。齐尔姆将一名遭遇意外的11 岁少年的眼角膜移植到这位工人的眼睛，使他最终有一只眼睛恢复了正常视力，而且终身没有发生异常。这是人类第一次成功实施眼角膜移植手术。

第二次世界大战期间，战场烧伤治疗难题成为一项巨大的医学挑战。英国科学家彼得·布赖恩·梅达沃（Peter Brian Medawar）发现，异体移植皮肤不到一周就会发生排斥脱落现象，如果二次异体移植皮肤，排斥现象会更严重。他在用农场的小牛开展试验研究时，又发现异卵孪生小牛之间的皮肤移植不会发生排斥现象。1960 年，梅达沃与弗兰克·麦克法兰·伯内特（Frank Macfarlane Burnet）因发现获得性免疫耐受获得了诺贝尔生理学或医学奖。

在人类的胚胎发育期，自身组织与淋巴细胞相遇，为了保存自身未来不被自己"误伤"，这些与自身组织接触的淋巴细胞于是被"封印"，不会产生针对性的免疫应答，但却保留了对其他非己抗原的免疫识别和反应能力。这就是机体的免疫耐受，它是一位能做出"自己"和"非己"这样性命攸关判定的"主裁判"。

1954 年，美国外科医生约瑟夫·爱德华·默里（Joseph Edward Murray）成功地完成了全球首例同卵双生的肾移植手术。这对同卵双生兄弟的哥哥患有尿毒症，默里为哥哥移植了弟弟捐赠的一个肾脏，手术完后哥哥肾脏一直未发生排异，直至 8 年后因心脏病去世。

1959 年，默里进行了全球首例活体非亲属来源的肾脏移植手术，并获得成功。1962 年，他又成功完成了首例尸源肾脏移植。1990 年，默里因在人体器官和细胞移植领域的突出成就获得诺贝尔生理学或医学奖。

器官移植（organ transplantation）是指将一个个体的器官移植到另一个个体并恢复其功能的手术。在临床上常用的移植器官或组织有肾脏、心脏、肝脏、骨髓、角膜等。器官移植属于活体移植，对于移植手术条件和技术要求很高，主要有三个关键问题需要解决。

首先就是血液供应，移植器官进入体内，如果要恢复活性功能，首要就是迅速缝合血管，保障植入器官及自身循环的血液供应。解决这个外科缝合技术难题的方法就是"三线缝合法"，即三定点端端缝合术。

1902 年，法国医生亚历克西斯·卡雷尔（Alexis Carrel）拜访全巴黎最好的裁缝，发明了止血有效而且防止阻塞的这一外科缝合方法，当时所采用的缝合线来自护士的发丝。

器官保存技术也是维持其功能活性的关键，降温能够减少细胞和组织代谢水平，器官灌注可以供应必需的营养支持。离体缺血器官在常温下，不超过一个小时，有的甚至几分钟就会丧失功能。如果没有必要的器官保存技术，即使获得供体器官也无法活性移植。

福尔克特·奥恩·贝尔策（Folkert Oene Belzer）和杰弗里·科林斯（Geoffrey Collins）分别于 1967 年和 1969 年发

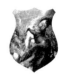

明了器官移植低温灌注技术。通过这种方法处理，能够安全保存移植供体肾脏的活性 24 小时，解决了移植器官保存条件的难题。

　　然而，人体自身的免疫排斥现象仍然存在，器官移植手术如何克服免疫排斥是一个需要解决的关键问题。抗排斥药物就是手术成功的一个要素。时至今日，器官移植已成为器官衰竭治疗的常用方法，手术移植后疗效也越来越好，许多患者由此获得了新生，抗排斥药物功不可没。

第六十五章

利刃回鞘

一次器官移植可以使一个人获得第二次生命，一次排斥反应很可能又会终结这第二次生命。临床上通常将排斥反应分为超急排斥反应（hyperacute rejection）、急性排斥反应（acute rejection）和慢性排斥反应（chronic rejection）三种类型。

超急排斥反应发生时间最早，通常在移植物血液循环恢复后数分钟至数小时，一般不超过 24 小时。因受者体内存在针对移植物抗原的预存天然（异种）或后天形成的抗体，可介导补体依赖的细胞毒作用，是最剧烈、后果最严重的一类排斥反应。

急性排斥反应是移植后，因移植物细胞表面的同种异型抗原，尤其是主要组织相容性抗原，刺激受者产生细胞免疫应答出现的排斥反应，是最常见的排斥反应。一般发生在移植后数小时至 6 个月内，常用抗胸腺细胞球蛋白（antithymocyte globulin，ATG）、抗淋巴细胞球蛋白（antilymphocyte globulin，ALG）治疗。

慢性排斥反应是移植后，因循环中特异性抗体低水平的免疫应答导致移植物血管内皮持续低程度的损害并逐渐阻塞，移植物功能逐渐下降或丧失的排斥反应。多发生在术后数月或数年内，以体液免疫为主。

通常而言，器官移植后移植器官出现功能衰竭的主要原因是，接受移植器官的患者出现了排斥反应。免疫系统识别"非己"的响应机制，决定了防治排斥反应的科学应对措施。这些措施包括移植前组织配型（tissue matching）、移植前后免疫抑制（immune suppression）和移植后免疫状态的监测等。

组织配型指的是，根据组织相容性系统（主要包括 ABO 血型系统和人类白细胞抗原系统）相匹配原则，移植前对供者和受者的组织相容性系统进行的检测与配对，以减少移植后排斥反应发生。

人类白细胞抗原（human leucocyte antigen，HLA）是人类主要组织相容性复合体（major histocompatibility complex，MHC）的表达产物，是人体免疫"耐受"与"反应"、"自己"和"非己"的"裁判信号旗"。

人类白细胞抗原作为免疫识别系统拥有一个庞大的多态性基因库，据数据推算，至少存在超过 1 000 个不同单体型，与其相应有超过 10^8 个基因型。除同卵双生以外，几乎没有人类白细胞抗原相同的人。人类白细胞抗原可以被认为是每一个人的免疫系统的"唯一识别标志"，也能作为血缘鉴定的重要依据。

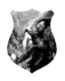

　　在骨髓移植中，术前首先通过放射线照射或化学药物去除受体自身造血组织，术后再监测受体自身生理功能及时应对免疫排斥或感染、炎症等。免疫排斥反应对于移植手术对象是需要日常注意的主要问题，科学合理地使用免疫抑制药物，可以预防发生排斥现象，减少风险和维护移植器官功能。

　　1969年，科学家从土壤微生物多孔木霉（*Tolypocladium inflatum*）中首次分离出环孢素A（cyclosporine A，CsA）。随后，环孢素A被陆续成功应用于肾脏移植、肝脏移植等手术中，成为一种具有广泛免疫抑制作用的免疫抑制剂，它能够有效地抑制T淋巴细胞活性功能。

　　糖皮质激素是由肾上腺皮质束状带合成的一类甾体类化合物，可用于治疗血管炎性疾病、自身免疫性贫血、风湿性关节炎等许多自身免疫疾病和缓解疾病症状。它可以联合环孢素A用药发挥免疫抑制作用。

　　芬戈莫德（fingolimod）是一种新型免疫抑制剂，源自一种从冬虫夏草培养液中分离出的多球壳菌素（myriocin），经过结构修饰后命名为FTY720的活性化合物成分，可在肾脏、肝脏、肺脏等器官移植临床中应用。

第六十六章
选择

生命一直在进化，病毒、细菌的基因突变和重组不断发生，人类基因组在不同时空也在发生微妙的演化。生命进化的终点或许是未知的，而生命进化的目的却总是一致的，即生存。

地球上所有生命都有基本的生存需求，彼此之间有共生也有竞争。所有生物都具有某种形式的免疫系统，生物免疫系统的应答反应也受到生命本能驱动，避免被竞争者打败、降低有害因素影响，争取生存和发展的空间。

查尔斯·罗伯特·达尔文（Charles Robert Darwin）的自然选择思想指出，更适应于环境的生物性状和基因，更有可能将性状和基因传递给更多后代。这也深刻地反映了免疫进化规律，免疫系统作为生物功能系统之一，更适应于环境的生物免疫系统，更有可能将免疫能力传递给后代，使得个体在环境中更适应、生存状态更健康。

人类免疫系统的起源和演化，历经了怎样的历程和发展？我们只能从现存的生物中去追溯记忆碎片中的生命证

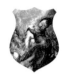
据，从具有显著特征的免疫功能管中窥豹，去探寻获得性免疫的前世今生。

鱼类爬上陆地生存，被认为是陆地动物的起源性事件。软骨鱼类具有独特的免疫球蛋白结构，并出现了新功能的抗原受体基因，以满足鱼类对抗原的固有免疫应答。随着物种进化发展，现存所有鱼类和两栖动物都拥有与人类白细胞抗原同源性的古老主要组织相容性复合体基因系谱。尤其在两栖动物进化中，发生了一个免疫系统进化的重大飞跃事件，出现了抗体类别转变和免疫记忆相关抗体 IgY。IgY 的功能已接近哺乳动物 IgM。

在脊椎动物进化过程中，一个重大突破是淋巴结的出现和哺乳动物生发中心的形成，变温脊椎动物抗体在哺乳动物滤泡树突状细胞出现前已开始参与免疫应答。无颌脊椎动物已经可以针对性产生特异性免疫功能，有颌脊椎动物中已经发现了多种抗体类别。

2019 年,《免疫学趋势》上刊登的文章提出，某些人类防御感染的基因发生突变使我们更易患上炎症和自身免疫性疾病，如克罗恩病（Crohn's disease）、狼疮（lupus）和溃疡性结肠炎（ulcerative colitis）等。该文阐述了基因起源对非洲或欧亚后裔免疫相关疾病的影响，文中呈现了人类免疫系统进化的证据。

非洲一些地区对疟原虫更有抵抗力的人群，在晚年更容易患动脉粥样硬化等心血管疾病；卫生条件和环境治理较好的国家，传染病暴发和流行的风险降低了，却常常出现

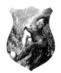

与 2 型糖尿病类似的慢性疾病。这些现象不能直接证明免疫进化与疾病发生的必然联系，但为人们认识免疫进化提供了一个辩证的视角。

随着人类全球化发展和生态环境变化，自然界中的人类病原也在不断变化。不同地区的人群交流越频繁，病原感染机体和人体免疫应答就越相似，人类群体的免疫功能可能呈现趋向于相同或相似的发展趋势。

有研究认为，10 万年前人类的进化曾经遭遇了瓶颈，生活在非洲的人类祖先数量减少至 5 000～10 000 之间，出现了具有现代人的行为特征。这支特殊人群在地区族群中迅速崛起，并最终构成了现在全世界的人类族群。

对于这一次进化瓶颈的推测，有人认为是一次全球的气候变化，也有人推测是食物供需的影响。美国加利福尼亚大学圣迭戈分校医学院的一项研究显示，现代人祖先在大约 10 万年至 20 万年前，曾非常艰难地经历过与传染病抗争的岁月，对人类基因水平的特征分析，推测传染病可能是导致这次进化瓶颈的重要原因之一，只有少数携带特殊基因的人类祖先生存了下来。

另一项对人类进化的研究结果表明，不同大洲的人在基因上差别越来越大，人类基因组中有 7% 的基因正在加速进化。当环境发生变化的时候，人体也会发生变化以适应环境、维持生存。或许，我们正在或者将要经历第六次进化。

人类进化的历程中，病毒一直扮演重要角色，它不仅仅是人体需要应对的一种生命形式，而且还与人类基因组适应性突变联系密切，甚至改变或交互影响数千个功能蛋白质。"当人类在进化历程某一时期出现流行性疾病或者传染病时，人体要么适应这种病毒，要么根除它们。"

通过一项对 24 种哺乳动物基因组的比较分析研究，科学家发现在保守基因编码的 10 000 个蛋白质中有约 1 300 个蛋白质可与病毒相互作用，它们被称为病毒相互作用蛋白（virus-interacting protein，VIP）。

在 10 种携带大量病毒相互作用蛋白的病毒中，病毒相互作用蛋白相对于非病毒相互作用蛋白的适应性高出三倍，比如人类免疫缺陷病毒、人乳头瘤病毒和流感病毒。这个发现使我们重新认识自身进化，免疫进化伴随着适应进化，人类与病毒的共享病毒相互作用蛋白，使彼此成就为"VIP"（very important person）。

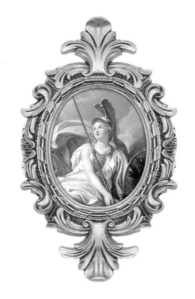

颂歌·智慧女神

　　"波塞冬的礼物是从海底踏浪逐波而来的骏马，公民选择的橄榄树是来自雅典娜的礼物。"

　　——在生命奔腾的巨幅画卷中，闪烁着人类文明精彩瞬间，凝聚着大自然的天地洪荒。

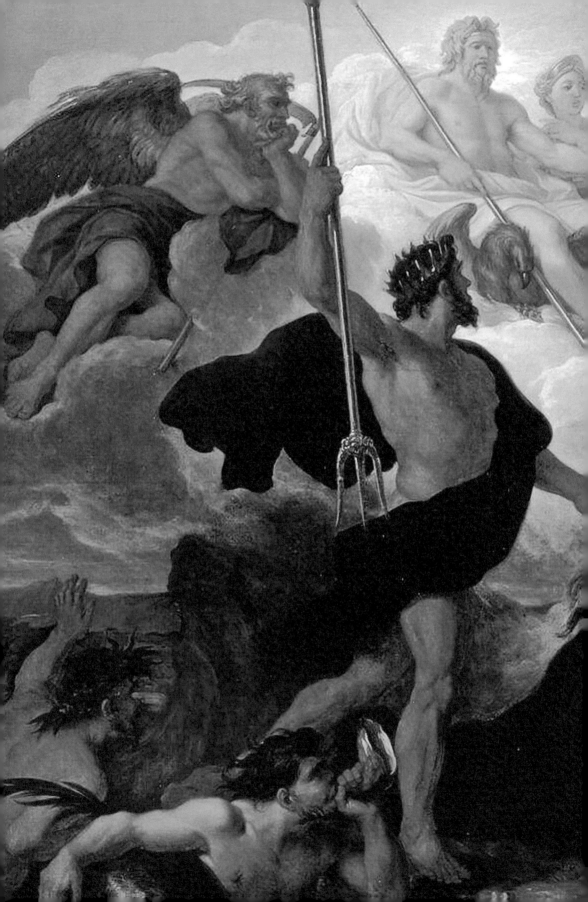

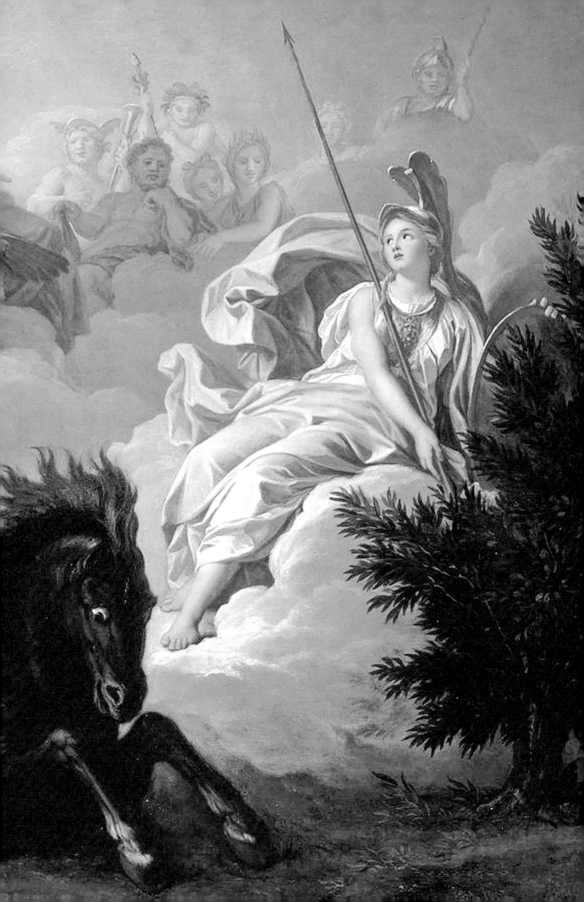

第六十七章
"二师兄"遇妖风记

非洲猪瘟病毒（African swine fever virus，ASFV）是一种核质大 DNA 病毒（nucleocytoplasmic large DNA viruses，NCLDV），病毒的形态呈正二十面体，直径约为 200 纳米，是非洲猪瘟的病原。

非洲猪瘟是猪的烈性传染病，家猪、疣猪、豪猪、欧亚野猪、非洲野猪和美洲野猪对其易感，主要通过软壁虱传播。非洲猪瘟具有极高的致病性，猪感染发病后出现高热、出血以及呼吸系统和神经系统功能紊乱等，高致病性病毒毒株对生猪的致死率几乎达 100%。

1921 年，非洲猪瘟在肯尼亚首次报道，当时认为这种病毒只感染疣猪和南非野猪。1950 年，非洲猪瘟已蔓延至非洲西部。1957 年，非洲猪瘟在葡萄牙里斯本忽然暴发，1960 年又再次暴发流行。

1990 年，西班牙暴发非洲猪瘟，并扩散到法国、意大利、比利时等欧洲国家，以及古巴、多米尼加、海地、巴西等美洲国家。2007 ~ 2011 年，尼日利亚、格鲁吉亚和俄罗斯发生非洲猪瘟疫情。至 2018 年，全世界 60 个国家和地区报道了 5 800 多起非洲猪瘟疫情。

2018 年 8 月，农业农村部确认我国辽宁省沈阳市发现第一例非洲猪瘟。到 2019 年中，全国各省都发现了非洲猪瘟病毒踪迹。世界动物卫生组织（OIE）根据《国际动物卫生法典》与《国际水生动物卫生法典》将非洲猪瘟列为 A 类疫病，即"超越国界、具有非常严重而快速的传播潜力，引起严重社会经济或公共卫生后果，对动物和动物产品国际贸易具有重大影响的传染病"。

据世界动物卫生组织发布的 2016 年至 2019 年 5 月统计报告，非洲猪瘟疫情在欧亚大陆持续蔓延，对生猪养殖造成的损失进一步加大。从 2018 年至 2020 年 4 月，中国报告非洲猪瘟疫情新发次数共 177 起，大致呈现降低趋势。

非洲猪瘟疫情在世界各国多次暴发，只有 13 个国家在疫情暴发后根除了疫情。西班牙用了 35 年将非洲猪瘟根除，巴西出现非洲猪瘟后用了 7 年时间将其根除，这主要得益于其国内生猪养殖密度相对较小，规模化程度较高。

对我国非洲猪瘟疫情传播途径的研究发现，在生猪运输过程中携带病毒的车辆和人员未经彻底消毒进入养殖场，是非洲猪瘟的主要传播方式，占比约为 46%，餐厨剩余物喂猪和生猪及产品异地调运则分别约占 34% 和 20%。

中国是猪肉制品第一消费大国，也是世界第一养猪大国。猪肉消费在我国猪、牛、羊、禽肉类消费中占比超过

60%，是居民肉食消费的主要来源，国内养殖地超过 100 万个且养殖密度大，猪群容易出现病毒交叉感染。

从出栏量来看，2019 年全球生猪出栏量为 10.87 亿头，较 2018 年同比下降 14.56%。其中，中国生猪出栏量大幅下降到 5.44 亿头，较 2018 年同比下降 21.57%；而欧盟和美国生猪出栏量市场份额较 2018 年有显著提升，占比分别为 24.61% 和 12.71%。

2018 年全球猪肉产量约为 11 300 万吨。中国的猪肉产量为 5 415 万吨，几乎达到全球产量的一半；欧盟和美国猪肉产量分别为 2 410 万吨、1 199 万吨，在全球总产量中所占的比重分别为 21.3%、10.6%。

2018 年全球猪肉出口总量是 810 万吨，其中主要猪肉出口国或组织为欧盟（305 万吨）、美国（270 万吨）、加拿大（135 万吨），合计猪肉出口 710 万吨，占全球猪肉出口总量 87.65%。中国在猪肉需求方面，进口猪肉总量占比不超过 3%，即使以全球猪肉出口供应量计，也只够中国猪肉供应量的十分之一二。

"全世界用来贸易的猪肉加起来，都不一定能补上中国的猪肉缺口。"非洲猪瘟病毒虽不以人作为感染宿主，却对人类重要食物来源影响重大，是关乎食品安全的大事件。

师傅被妖怪捉去了，"大师兄"总是能请神仙给救回来；"二师兄"被妖怪捉去了，可不只是一道身价涨不涨的简单数学题。

第六十八章
"狮面"祸及犰狳

无论是《宾虚》的古罗马帝国统治下人性光辉的救赎之路，还是《砂器》之近代日本音乐家蜚声世界背后的命运挣扎，一种可怕至极的传染病都令人心力交瘁。这是一种持续性传染和发病的瘟疫——麻风病。

古埃及法老王宫遗址内发现的陶罐显示，三千多年前已有类似瘤型麻风的"狮面"刻绘，描述当时人们认为的天神对人类的惩罚。古印度学者根据梵文经典《吠陀》推测，麻风病在印度流行的时间也可追溯至少三千年以上。古巴比伦遗迹的楔形文字记载中，也有当时颁布的强制麻风病患者远离城市的法律条文。

1873 年，挪威医生盖哈德·亨里克·阿毛尔·汉森（Gerhard Henrik Armauer Hansen）从麻风病患者的小结节中分离出致病病原麻风分枝杆菌（*Mycobacterium leprae*）。

麻风病的主要病变发生在皮肤和周围神经，症状表现为麻木性皮肤损害和神经粗大，疾病严重者甚至出现肢端残疾。由于麻风病发生后会给人体造成畸形，患者除自身病痛之外，常常还因受到社会的歧视和排斥，而处于悲苦的生活境地。

20 世纪 40 年代之前，西方人往往将麻风病患者视为被诅咒或遭厄运降临的人。他们被集中监管或驱赶到封闭环境中自生自灭，甚至被放火烧死或遭活埋。直到证明了砜类药物可以有效治疗麻风病，麻风病患者的境遇才开始出现一些转机。

1954 年，由法国律师拉乌尔·福勒罗（Raoul Follereau）发起，并经世界卫生组织确立，将每年一月的最后一个星期日定为世界防治麻风病日，其宗旨是呼吁宽容对待麻风病患者，尊重患者人格和自由，帮助他们得到治疗和正常生活。

目前，联合药物治疗能够在 6 ~ 12 个月内完全治愈麻风病。早发现、早治疗可避免残疾发生，麻风病患者彻底治愈后无传染性。

随着麻风病治愈病例日渐增多，治疗方案日趋成熟有效，全球消灭麻风病似乎指日可待，可自然界却发生了一个惊天逆转，给人类重新认识麻风病又上了一堂"足球"课。

2014 年足球世界杯的吉祥物是一只巴西三带犰狳。这种动物有一个生活习性，遇到危险或惊吓会蜷缩成一颗"足球"。这是把全身都裹在外壳下的一种原始防御模式，虽然这一招对其他动物挺有效，让它们打也打不开、吃也吃不下，但是对人类来说那就是形同虚设，如同天上掉馅饼，简直是路边捡肉丸。

经研究发现，犰狳竟在四五百年前被人类传染了麻风病。它们与当地人的生活密切相关，是除人类外唯一已知的麻风分枝杆菌自然宿主，而且发病症状与人类一模一样。

犰狳是美洲特有的珍稀物种，南美洲分布着数百万只犰狳。在南美洲地区，犰狳肉曾是当地人的主要肉食来源之一，他们将整只犰狳放在烤架上，连餐盘都自备了。除此之外，犰狳外壳还被制作成钱包、靴子以及弹奏乐器，还有人直接将犰狳当成宠物饲养在后院里嬉戏玩耍。

2011 年，美国路易斯安那州的研究人员发现，得克萨斯州和路易斯安那州的人感染麻风病与本地犰狳的病原相同，研究结果证实有人被犰狳传播感染了麻风病。

2015 年，美国佛罗里达州也发生了人感染麻风病病例，病原菌与当地犰狳体内发现的一致。通过血清中针对细菌特异性抗体的分析得知，该地区犰狳的感染时间可追溯到20 世纪 60 年代。

九带犰狳是最易感染麻风病的犰狳物种，有超过 40%的感染率，大多数感染犰狳并不发病，严重感染个体会出现麻风病症状并导致死亡。

巴西是麻风病新病例最多国家之一，当前仍有数万名麻风病患者。在其境内亚马孙河流域的帕拉州，超过 60%的九带犰狳携麻风分枝杆菌，当地两个村庄约 60% 的居民有曾被细菌感染的证据。与之相对应的数据显示，被猎杀犰狳的麻风分枝杆菌感染率为 62%。一项 2018 年的研究结果显示，巴西这一地区的情况与美国南部各州相似，麻风病正又从犰狳传染给人类。

野生动物携带着许多可以传染给人类的疾病，尤其是人类接触其血液或食用其肉类的时候。犰狳曾经被人类传染了麻风病，现在却又将麻风病带入人类社会。

这并不只是一种古老疾病的延续感染，而是疾病从另一个物种重回人间的生态信号，警示我们如何去认识自然物种，如何认识物种中的自我。

第六十九章

超级蚊子

寨卡病毒（Zika virus）是通过蚊虫进行传播的黄病毒属的一种正链单链 RNA 病毒，病毒颗粒直径为 20 纳米。这个病毒属的代表病毒有黄热病病毒、登革病毒和丙型肝炎病毒等。

寨卡病毒的感染者中，有大约 20% 的人表现出轻微症状，如低热、关节疼痛、结膜炎和肌肉疼痛无力。这些症状通常并不严重，持续时间一般不到一周，极少发生病毒感染导致的严重病情。

1947 年，在黄热病监测网络中，研究人员从乌干达猕猴中首次发现寨卡病毒。这之后很长一段时间，世界上只有非洲和亚洲发现寨卡病毒感染人类的散发病例。

2007 年和 2013 年，密克罗尼西亚联邦雅浦岛和法属波利尼西亚发生了两次大规模暴发，在雅浦岛疫情中 3 岁以上的人群有 73% 发现寨卡病毒感染。

2015 年，巴西暴发寨卡病毒流行，其间发现了很多小头畸形的新生儿。之后半年多时间内，全球范围报道发现4 000 例感染寨卡病毒的孕妇分娩小头畸形儿，这个数字比以往同时期上升了 20 倍。

科学家研究发现，小头畸形病的发生很可能与寨卡病毒感染相关，孕妇在怀孕前期的三个月内感染寨卡病毒，婴儿出生后发生小头畸形病的风险最大。预防寨卡病毒感染的最佳策略是从源头防蚊灭蚊，许多地方自制储水设备是主要的蚊子繁殖地，社区道路积水严重也使蚊虫孳生。

2016 年 2 月 1 日，世界卫生组织宣布小头畸形病暴发为国际关注的突发公共卫生事件。巴西政府在街道社区逐家挨户灭蚊，并对奥运场馆及相关生活设施开展灭蚊行动。随即巴西国家生物安全委员会很快宣布，批准在全国范围内投放更多基因改良的埃及伊蚊。

牛津昆虫技术公司（Oxitec）利用基因技术改造了一种雄性蚊子，这种雄性蚊子携带特殊基因，其所产生的雌性后代不能存活到成年，而雄性后代成年后与更多雌性交配，使得埃及伊蚊的数量骤减。2015 年、2016 年寨卡病毒暴发后，这种基因工程蚊子被投放用于灭蚊，使得投放地埃及伊蚊的数量分别下降了 89% 和 96%。

2020 年，美国环境保护署批准了牛津昆虫技术公司在佛罗里达群岛和得克萨斯州哈里斯县投放这种基因工程蚊子。从这年夏天开始一直持续两年时间里，每周都会投放数百万只基因工程蚊子，计划一共投放出 7.5 亿只，以消灭蚊虫、防止蚊媒疾病传播。

这个消息很快引发了佛罗里达群岛居民的抗议，因为在巴西的灭蚊行动中也实施了这项灭蚊措施，有人质疑这些基因工程的蚊子投放后，或许会产生更难被消灭的超级蚊子。环境保护署针对这些质疑回应称，将每周对蚊子种群进行采样监测，如出现不可预见后果，将取消许可。

第七十章
犬用疫苗解狂犬之孽

世界卫生组织的统计数据显示，每年约有 5 万人死于狂犬病。而事实上，狂犬病是完全可以被预防和消灭的。2007 年，美国宣布消灭犬类狂犬病。目前，芬兰、丹麦、英国、法国、德国、瑞士等 20 多个欧洲国家和地区的动物"无狂犬病风险"。

英国从 1897 年至 1902 年，通过扑杀流浪狗、动物隔离检疫、接种狂犬病疫苗等措施控制狂犬病传播，基本消灭了家养动物和野生动物狂犬病，并设立了完备的动物狂犬病防御体系。这一成就的实现竟是在一百多年前！

1950 年，日本制定了《狂犬病预防法》，自 1951 年起全日本狂犬病例急剧减少，到 1956 年狂犬病例已经降到了零水平。日本仅有的 3 例狂犬病死亡案例，都是在国外感染回国后发病致死，半个多世纪以来，日本国内都没有新发现的狂犬病例。

根据世界卫生组织定义，50 年内未出现狂犬病例的国家就被视为免疫区。

从 1960 年至 2014 年，中国经历了三次狂犬病暴发高峰，20 世纪 80 年代报告的年均狂犬病致死数达 5 500 人。2016 年，中国报告狂犬病死亡病例 592 例，2017 年报告死亡病例 502 例，狂犬病死亡人数全球第二，仅次于印度。

狂犬病是一种由狂犬病病毒引起的发病致死率 100% 的人兽共患传染病，几乎所有哺乳动物都对狂犬病病毒易感，狗、猫、狼、狐狸、浣熊、蝙蝠等都可以传播狂犬病。在中国，人感染狂犬病 90% 以上由犬类传播引起。在全球范围，人感染狂犬病 99% 是由犬类传播引起。

世界卫生组织在 1950 年明确提出，对人类狂犬病的预防首先要控制犬类狂犬病，犬只的狂犬病免疫率超过 70%，就可控制犬类狂犬病的发生和流行。1983 年以来，拉丁美洲人类狂犬病发病率降低 95% 以上，犬类狂犬病发生率降低 98% 以上，基本实现了消除犬类狂犬病病毒。

世界卫生组织估计全球 25 亿人生活在狂犬病流行地区，狂犬病每年所造成的经济损失超过 60 亿美元。

中国每年使用 1 500 万人份的狂犬病疫苗，人注射狂犬病疫苗的价格通常超过 300 元，如果注射狂犬病血清和免疫球蛋白，价格一般在 1 000 元以上，每年狂犬病防疫费用超过 100 亿元，防疫成本全球最高。

人用狂犬病疫苗比兽用狂犬病疫苗成本高很多，二者相差 10~20 倍。美国每年用于犬类注射狂犬病疫苗的费用为 3 亿美元，在其国内没有感染狂犬病死亡病例报告。世界上，消灭了狂犬病的国家都主要靠的是给犬类注射狂犬病疫苗。

据统计，中国的流浪狗数量超过 4 000 万只，约占犬类的总数的 1/3。如果按照 70% 的狂犬病疫苗免疫覆盖率和每年免疫一次的国际通例，中国大部分地区疫苗覆盖率甚至很难接近 10%～20%，特别在较贫困的地区，犬类疫苗覆盖率不到 10%。

根据中国狂犬病监测系统的一项抽样统计，中国人群在狂犬病暴露后的疫苗接种覆盖率平均仅 12%。《狂犬病预防控制技术指南（2016 版）》中明确提出，鉴于我国是狂犬病高风险国家，在确保给予伤者恰当的伤口处理后，还应立即为其接种狂犬病疫苗。

2015 年，世界卫生组织制订了全球基本消灭狂犬病的计划目标，到 2030 年实现人类狂犬病零死亡，这需要开展大规模犬类疫苗接种和人能够及时接种并能负担得起狂犬病疫苗和免疫接种。

无论是从免疫保护效果还是经济效益来看，犬类接种狂犬病疫苗都是最佳策略。

第七十一章
计划免疫

中国是全球人口最多的国家，14 亿中国人占全球人口约 1/5。如此规模庞大的人口大国，在全民健康和公共卫生领域的基本国策是预防为主。全世界预防疾病的最有效策略是接种疫苗，在中国这个策略的具体内涵就是计划免疫。

计划免疫是我国卫生健康事业成效最为显著、影响最为广泛的工作之一，是儿童健康的基本保障，是预防、控制乃至消灭可预防传染病的有效手段。我国麻疹发病降幅 99%，风疹发病降幅 96%，百日咳发病降幅 95%，均得益于此。

1978 年，我国全面实施计划免疫，接种 4 类疫苗预防 6 种疾病。2000 年，经国务院批准，乙肝疫苗纳入儿童计划免疫。2007 年，国务院决定实施扩大国家免疫规划，接种 14 类疫苗预防 15 种疾病，包括预防乙型肝炎、结核病、脊髓灰质炎、百日咳、白喉、破伤风、麻疹、甲型肝炎、流行性脑脊髓膜炎、流行性乙型脑炎、风疹、流行性腮腺炎、流行性出血热、炭疽和钩端螺旋体病，覆盖全国 31 个省、自治区、直辖市及新疆生产建设兵团。

1988 年、1990 年、1996 年国家免疫规划疫苗接种率分别以省、县、乡为单位达到了 85% 的目标。2013 年以来，国家免疫规划疫苗接种率以乡为单位实现了 90% 的目标，并一直保持在较高水平。

2014 年，世界卫生组织表彰我国乙肝防控工作，我国乙肝防控被誉为 21 世纪公共卫生领域的伟大成就，是其他发展中国家的典范。

国家免疫规划实施以来，显著降低了婴儿和 5 岁以下儿童死亡率，有效保护了我国婴幼儿的生命和健康。

疫苗开发和研制离不开病原，疫苗的优选和生产离不开菌毒种。为更好地筛选出疫苗菌毒种资源，中国选育了一批免疫原性好、遗传性稳定、安全稳定的菌毒株和候选疫苗种子，为疫苗接种预防控制和消灭传染病奠定了基础。

1957 年，从北京和兰州分离并选育获得抗原性稳定的百日咳优良菌株，能在培养基中产生大量保护性抗原，应用于百日咳疫苗规模化生产。1958 年，从患炭疽的驴体内分离强毒菌株后，经减毒培养获得炭疽杆菌减毒株，并于 1962 年用于生产人用炭疽减毒疫苗。

1960 年，从上海一名 2 岁麻疹患儿血液中分离出麻疹病毒，并于 1965 年研制成功麻疹减毒活疫苗。1984 年，世界卫生组织将我国狂犬病疫苗毒株列为可用于生产疫苗的病毒毒株。

计划免疫使我国人民健康水平大幅提高，保护了广大人民群众的健康，推进了社会公共卫生事业的进步。

　　自 1995 年后，通过口服小儿麻痹糖丸，我国阻断了本土脊髓灰质炎病毒的传播。2006 年后，我国无白喉病例报告。2017 年，流行性脑脊髓膜炎和流行性乙型脑炎分别低于 200 例和仅 1 000 余例，相对于最高年份报告 300 万例和 20 万例大幅降低，有效保护了广大儿童的生命和健康。

　　这伟大征途的每一步来路上，无不凝结着科学和智慧的累累硕果。今天，我们正享受着科学所带来的福祉，也许会淡忘了为我们带来福祉的那每一瞬光辉，因为许多曾发生过的可怕景象，已经渐渐地淡出了我们的记忆，而许多可怕景象未曾发生的背后，却是人类文明真正值得书写和歌颂的华章。

第七十二章
第一份健康礼物

2019 年新年伊始，世界卫生组织发布了"2019 年全球卫生面临的 10 项威胁"：空气污染和气候变化、非传染性疾病、全球流感大流行、疲软和脆弱的环境、抗微生物药物耐药性、埃博拉和其他高危病原体、薄弱的初级卫生保健、疫苗犹豫、登革热、艾滋病病毒。

疫苗接种是维护卫生健康最具公共效益的科学方法，目前每年可预防 200 万～300 万例死亡，如果全球疫苗接种覆盖率不断提高，可以进一步避免 150 万例死亡。

麻疹至今仍是全球幼儿死亡的主要原因之一，其传染性极强，病原体麻疹病毒可通过空气、飞沫传播。

在麻疹疫苗发明以前，美国每年有 300 万～400 万人感染麻疹，而中国 5 岁以下儿童几乎都要经历一次麻疹疾病。20 世纪 60 年代，麻疹疫苗开始在各国接种，到 21 世纪初，这种疾病几乎快被消灭了，但近些年情况有了反复。

世界卫生组织的数据显示，2016 年全欧洲只有 5 200 例麻疹病例，2018 年已经高达 8.3 万例，2019 年全球已报告超过 44 万例麻疹病例。2019 年第一季度，美国十几个州确诊超过 200 例麻疹病例，其中华盛顿州克拉克县有 70 多人感染，州长甚至一度宣布进入紧急状态。

2000 年，美国就已经宣布消灭了麻疹，而这次麻疹疫情中感染人数多的地区，正是反对疫苗接种的主要地区。美国麻疹疫情的反复不得不令人反思，人们应当宣传和树立接种疫苗的健康理念。

麻疹卷土重来的主要原因是疫苗接种率下降，而造成疫苗接种率下降的主要原因是疫苗犹豫，即人们在可获得疫苗接种的情况下，迟迟不愿或拒绝接种疫苗。人们因对自身抵抗力过分自信、获取疫苗不便以及对疫苗缺乏信心而产生的疫苗犹豫，有可能逆转人类在应对疫苗可预防疾病方面取得的进展。

1993 年，英国外科医生安德鲁·杰里米·韦克菲尔德（Andrew Jeremy Wakefield）提出克罗恩病与麻疹病毒具有关联性。两年后，他又在《柳叶刀》杂志发表文章提出克罗恩病与麻疹疫苗有关。1998 年，韦克菲尔德又发表论文提出自闭症与麻疹–流行性腮腺炎–风疹联合疫苗（measles-mumps-rubella vaccine，MMR vaccine）存在关联性，并在媒体上呼吁停止接种麻疹疫苗，直到确认了疫苗安全性。

当他的这一言论公开以后，全球各国陆续开展了 17 项相关研究，涉及人数超过 65 万人，有的项目周期长达 10 年之久，结果没有任何证据显示自闭症与麻疹–流行性腮腺炎-风疹联合疫苗有相关性。但是，韦克菲尔德的言论对接种疫苗产生了负面影响，并且争议效应渐渐酝酿放大，英国疫苗接种率出现下降，全球也开始蔓延对接种疫苗的恐惧和怀疑情绪。

2004年，一名记者经过4个月调查，报道了韦克菲尔德曾收到资助寻找疫苗有害的证明。在这篇报道发布后，当年发表那篇论文的13个作者中有10名要求撤稿，《柳叶刀》杂志随即正式撤回了该论文。2007年，韦克菲尔德和另两个作者被英国医学委员会指控严重失职。2010年，英国医学委员会公布调查结果，认为韦克菲尔德学术不端而且不负责任，并吊销其医生职业资格。

从琴纳医生发明牛痘接种预防天花疾病时起，疫苗自诞生以来就遭受到种种非议和质疑，不同的时期总有反对疫苗的声音出现，越来越多的人在"无形中"获得疫苗的健康保护，却常常在"有形中"体验到疫苗的不良反应。这些现实认知偏差往往造成严重后果，在风险一点点积累到疾病流行暴发时，才领悟疫苗接种预防的重大意义，可真是悔之晚矣。

现代媒体和通信手段高度发达，各类不实信息乃至谣言或有意或无意地被散播，特别是情绪化在社交媒介中发酵和放大，甚至还有以团体组织名义发起反对疫苗接种的声音和活动，加剧了疫苗犹豫和公共健康危机。这使得公民科学素养和科学普及水平亟待提高的健康命题更加凸显。

在一项面向家长给儿童接种疫苗的问卷调查中，担心疫苗削弱儿童免疫力占比 34%，认为儿童接种的疫苗太多占比 23%，认为儿童得病获得免疫比疫苗好占比 15%。这样的调查结果不得不令人担忧。类似麻疹的疾病如水痘、百日咳，未接种疫苗相较于接受过疫苗接种，儿童患病风险会增高十倍、二十倍。

"疫苗是每个人出生后收到的第一份健康礼物。"疫苗接种不仅保护着每一个人的健康，而且能够建立群体保护效应，在人群中建立免疫屏障。"传染病没有国界，病毒不需要护照。"每一个人、每一个群体、每一个国家和地区接种疫苗，就能建立疾病免疫的一个防御点、一条防御链、一张防御网。这是一项全球人类健康的宏大事业，每一个人都是不可或缺的防疫力量。

第七十三章
法律的名义

2016 年，中国破获案值 5.7 亿元的非法疫苗案，不法分子将未经严格冷链储运的疫苗从山东销往广东、河南、安徽等 24 个省区市。2017 年，在疾控机构、生产企业抽检的 4 批次百白破（百日咳、白喉、破伤风）疫苗中，2 批次产品被中国食品药品检定研究院检定为效价不符合注册标准。

疫苗尤其是人用疫苗，需要严格的质量控制和安全管理保障。每一批疫苗上市之前须经检定机构进行生物制品批签发，确认疫苗生产条件是否齐备、疫苗的安全性指标是否符合要求，疫苗有效性是否通过检定。

美国在 1955 年发生"卡特事件"之后，疫苗生产和监管进入"后卡特事件时代"，严格的法律法规和行业标准建立了起来，疫苗的生产、运输、保藏和使用各个环节都受到监管和控制，一系列疫苗质量检测、控制、报告和监管体系建立起来，并加强了对相关责任行为的惩罚力度，此后类似的疫苗事故再未发生。

英国药品行业协会登记的 64 个成员中，只有 7 个通过对研制能力、生产设备、资金等的严格核验，获卫生部审批的疫苗生产资质。英国要求每批次疫苗等生物制品，上市前都要进行质量和有效性检测，通过以后才能获批进入市场。

1996 年，日本发生一起"乙肝疫苗事件"。事件中，乙肝疫苗抗原获取自乙肝感染者的血清，由于乙肝和艾滋病的传染途径相同，感染者同时携带两种病毒，使疫苗成分中有人类免疫缺陷病毒导致接种者感染致病。感染事件发生后，日本厚生省和疫苗企业试图掩盖真相，致使更多接种人群成为无辜的牺牲者。

经历这次严重疫苗事件后，日本制定了预防接种健康被害救济制度和相应的法律法规，要求在疫苗不良反应检测机构中要有第三方医生和专家参与，所有疫苗生产要坚持报告疫苗发生的一切不良反应的"零报告"制度。

加拿大在应对疫苗相关事件时非常迅捷和准确，设立了全国联网医疗数据库系统，涵盖了住院患者、门诊患者和购买处方药患者的全部医疗信息，一旦疫苗出现质量问题就立即启动召回程序。

《中华人民共和国疫苗管理法》在十三届全国人民代表大会常务委员会第十一次会议上经表决通过，自 2019 年12 月 1 日起施行。这是一部疫苗管理的专门立法，明确了对疫苗犯罪将从重追究刑事责任，并规定了"国家坚持疫苗产品的战略性和公益性"。这部法律在保障公众健康、维护公共卫生安全方面有下列主要规定。

一、疫苗全程追溯。制定统一的疫苗追溯标准和规范，建立全国疫苗电子追溯协同平台，整合疫苗生产、流通和预防接种全过程追溯信息，实现疫苗可追溯。

二、疫苗生产严格准入。从事疫苗生产活动，应当经省级以上人民政府药品监督管理部门批准，取得药品生产许可证。

三、免疫规划。居住在中国境内的居民，依法享有接种免疫规划疫苗的权利，履行接种免疫规划疫苗的义务。政府免费向居民提供免疫规划疫苗。

四、儿童预防接种。在儿童出生后一个月内，其监护人应当到儿童居住地承担预防接种工作的接种单位或者出生医院为其办理预防接种证。儿童入托、入学时，托幼机构、学校应当查验预防接种证。

五、预防接种异常反应补偿。实施接种过程中或者实施接种后出现受种者死亡、严重残疾、器官组织损伤等损害，属于预防接种异常反应或者不能排除的，应当给予补偿。

六、疫苗责任强制保险。疫苗上市许可持有人应当按照规定投保疫苗责任强制保险。因疫苗质量问题造成受种者损害的，保险公司在承保的责任限额内予以赔付。

第七十四章
蝙蝠的免疫你别猜

宁静的夜晚，从洞穴里突然飞出一团黑影，皎洁的圆月映出了一排排张开双翼的奇特生物。它们是蝙蝠，一种能够在天空飞翔的哺乳动物，不了解的人会误以为它们是鸟类。

蝙蝠独特的物种地位，使其拥有了一个与人类疾病密切相关的"病毒库"。蝙蝠是许多烈性病毒的自然宿主，埃博拉病毒、马尔堡病毒、亨德拉病毒、尼帕病毒和冠状病毒等对人类非常危险致命的病原微生物，在蝙蝠体内都能找到踪迹，却不会对其自身造成疾病或损伤。

病毒是一种只能寄生在细胞中的特殊生命形态。自然宿主是指病毒能够长期在其中生存而不使其致病，并且长期携带病毒的自然物种。蝙蝠作为一种会飞的哺乳动物，可以从会飞的鸟类视角，也可以从哺乳动物视角来认识它们作为病毒自然宿主的特性。

鸟在天空中飞翔，需要耗费大量的能量，所以体内需要高效的运转机能，这就会使其一直保持较高体温；而蝙蝠基于能量消耗的需求，也需要较高的体温来维持身体飞行，其代谢率是处于奔跑状态中与其体型相似啮齿动物的两倍。

经研究发现，蝙蝠飞行时体温一般都在 40 摄氏度以上，免疫功能具有很高的活性和强烈的应答反应；而在静止或冬眠期间，其体内温度又大幅下降，可低至 10 摄氏度，机体的能量代谢和生命活性维持在很低水平。如此大范围的温度变化，病毒在宿主细胞中的复制受到严重影响，仅维持在一个很低的数量和活性区间。无论是在强烈的免疫应答环境中，还是在极低的生理代谢条件下，对于病毒而言，最佳生存策略都是隐介藏形、以待天时。

一个物种的体温大幅变化，必然会影响到自身系统功能，其中一个很重要的方面就是基因组。蝙蝠的新陈代谢特别快，在飞行时心率达到每分钟 800~1 000 次，然而它们的寿命却高达 30 年。与其他哺乳动物相比，蝙蝠的生命表现力确实可以被称作是"一朵奇葩"，老鼠的心率为每分钟 450~500 次而寿命只有 3 年，大象的心率约为每分钟 26 次而平均寿命为 60 年。

通常而言，动物的生命代谢程度越高，相应的遗传物质工作强度也越高。在这一系列生理过程中，基因组容易发生突变，进而导致细胞和组织器官功能受损，严重时造成疾病甚至死亡。蝙蝠的基因组拥有超强的基因修复功能，不仅使细胞的分裂次数大大增加，延长了它们的寿命，而且其细胞得益于基因修复而减少损伤，不易发生突变或者发生致癌病变。

除此之外，蝙蝠自身免疫应答系统设置的"兼容性"

强，不轻易发起大规模的"扫毒行动"，却也不轻易让病毒"兴风作浪"，始终将体内的各类病毒"软禁"在一个安全的水平。

蝙蝠是人类病毒感染的自然宿主还有一个重要原因，就是物种的亲缘性。通常植物病毒、昆虫病毒、鱼类病毒不会感染人类，因为物种之间的亲缘性较远。蝙蝠和人类都属于哺乳动物，病毒宿主细胞受体相似程度和感染复制机理，相对于其他物种更为相近，所以病毒在蝙蝠和人类之间跨种传播的可能性更大。

鸟类也是病毒跨种传播的一个病毒来源，比如禽流感病毒的传播。不过，人类一般很少与作为自然宿主的蝙蝠或者鸟类直接接触，在病毒实现跨种传播的路径上，还有一个重要的使病毒产生宿主适应性的角色，那就是中间宿主。中间宿主是指介于人类宿主和自然宿主之间的病毒寄生物种，如猪、家禽、果子狸等，通常其感染病毒后会产生与人类相似的病症特点。

一种病毒对应感染一种或几种宿主细胞，每一种病毒和细胞各有其生物多样性特征，所以在大自然的规律中，每一个物种都是在环境中找到了生存空间的适应者。病毒离开自然宿主经过中间宿主的变异重组，也是为了能够更好地产生对人类宿主细胞的适应性，破解感染人类细胞的"打开方式"，这样才有可能实现物种之间跨越传播。有的病毒可以感染多个物种细胞，如在北美地区，狂犬病已经在猫、狗体内被消灭，但偶尔仍会出现狂犬病患者，其病毒感染源就是蝙蝠。

马克斯-普朗克鸟类学研究所、康斯坦茨大学和史密森热带研究所的一项合作研究，发现了蝙蝠免疫功能在哺乳动物中的特殊性。当蝙蝠被一种类似病原微生物抗原的脂多糖刺激后，生理体征虽未表现出明显变化，但体内的白细胞数量会减少，这揭示了蝙蝠的免疫反应的确是以一种特殊的方式被启动了。

其他对蝙蝠携带病毒的研究工作，都发现了相关病毒在其体内存在的证据，如血液中的埃博拉病毒抗体等，显示出病毒存在蝙蝠中却未引起致病的现象。鸟类也会携带病原微生物如禽流感病毒等，其病毒种类以及人类相关性却不及蝙蝠，也是基于两者相似的飞行能力，却相隔物种的不同免疫水平。

蝙蝠不仅在物种进化中的身份特殊，而且作为飞翔的天然病毒库，具有非同一般的免疫"场控"能力。人类对自身免疫系统的认识，或许能从蝙蝠那里得出更多启迪，犹如飞鸟在白天将晴空尽收眼底，蝙蝠在黑夜感受万籁俱寂。

第七十五章
法罗群岛一八四六

　　法罗群岛，是位于冰岛和设得兰群岛之间北大西洋中的丹麦海外自治领地，周围环海形成一个孤立环境。1846年，法罗群岛暴发了麻疹疫情，一名医生受丹麦政府派遣登岛调查。这位名叫彼得·路德维希·帕努姆（Peter Ludwig Panum）的医生经过认真调查，确认这次麻疹疫情的起因是一个感染麻疹的丹麦渔民将疾病带到了这个与世隔绝的地方。

　　难能可贵的是，帕努姆医生回溯性地调查了当地的疾病流行情况，并整理发表了文献《1846年法罗群岛麻疹流行期间的观察》。他发现，法罗群岛在1781年也曾暴发过麻疹疫情，直到1846年再次暴发，65年间岛上没有再出现过麻疹病例。

　　在调查中，曾经在1781年感染麻疹且仍在世的老人，没有一个人再被感染；而当时未感染且仍在世的老人，却有在这次麻疹疫情中感染致病的。这个隔离环境中的真实案例向人们展示了，法罗群岛的群体免疫（herd immunity）保护了居民健康65年。

1923 年，威廉·怀特曼·卡尔顿·托普利（William Whiteman Carlton Topley）和格雷厄姆·塞尔比·威尔逊（Graham Selby Wilson）在论著《细菌感染的传播：群体免疫问题》中提出了，群体免疫指人群或牲畜群体对传染病的抵抗力。

尽管我们得知了群体免疫的定义，但要科学理解这个概念，还需了解另一个概念——基本传染数（basic reproduction number），以及这两者之间的对应关系。

基本传染数 R_0 是指一个感染者平均可以传染的人数。当 R_0 值大于 1 时，传染病会蔓延流行（epidemic）甚至大流行（pandemic），R_0 值越大传染性越强；当 R_0 值等于 1 时，传染病会地区性（endemic）流行；当 R_0 值小于 1 时，传染病会逐渐消失。

基本传染数是在传染病流行情况调查基础上的一个评估指数，通常 R_0 值的算法模型由三个基本参数构成：接触病原的感染率（infection rate）、与病原接触的持续时间（contact duration）、感染者和未感染者接触的接触率（contact rate）。

可以看出，R_0 值是评估疾病传染性强弱的一个指标。病原、人类的自身特性和社会行为都会对 R_0 值产生影响，比如公共卫生措施、加强个人防护、人群隔离医治、环境消毒防疫、人口流动管控等。

群体免疫阈值 H 是指人群对某种病原具有抵抗力所需

的获得病原免疫力的人数比率最小值。H 值和 R_0 值之间存在一个数学计算方式：

$$H = 1 - 1/R_0$$

以麻疹为例，人群中麻疹的传染性通常很高，一般 R_0 值在 10 ~ 20 之间。假设在一次麻疹疫情中的 R_0 值为 20，将这个数值带入群体免疫阈值中，可以得到 H 值为 0.95，即 95%。如果要在这次麻疹疫情中获得群体免疫，至少需要占人数 95% 的人获得麻疹免疫力。然而，获得麻疹免疫力需通过接种疫苗或者感染者康复两种途径。

由此得知，群体免疫并不是一种疫情防控措施，而是一种疫情防控状态，而要实现疫情中群体免疫状态，最佳策略就是接种疫苗。在没有疫苗的条件下，更应当做好疫病防控以降低 R_0 值，保护公众生命和健康权益。任由病毒自然传播以期使人产生免疫力，会产生大量感染者甚至导致死亡。

美国一项针对儿童群体免疫的研究表明，6 岁以上儿童的 H 值为 93%，学龄前儿童的 H 值为 80%，人口稀少地区的 H 值低于人口密集地区。因此，通过接种疫苗使儿童获得群体免疫，既切断了病毒的传播链，又保护了人群中的易感者。

从基本传染数和群体免疫概念，追溯到疫苗犹豫产生的严重后果，我们更应该深刻理解到疫苗接种的重要意义。对于个人而言，疫苗接种可保护身体健康；对人群而言，疫苗接种使人类远离疾病。在消灭传染性疾病的过程中，疫苗接种发挥了至关重要的作用，无论是天花在全球被消灭或是狂犬病在某些国家被消除，当群体免疫的保护屏障建立之后，人类共同的疾病敌人便无所遁形。

第七十六章
封印

　　喷薄的岩浆、静谧的森林、呼啸的海浪，我们对地球的认识是从物质世界开始的。如果把地球上的所有生物置于一体，再深入到生物大分子的微观宇宙中，自然物种所携带的一个个庞大的基因库，一起构成了一个全部生命体共同的"地球基因库"。

　　在这个巨大的基因库中，细菌和病毒这些单细胞或细胞寄生生物，具有简单的生命形式和代谢机制，其所携带的遗传信息独立性相对较强。一个基因组只负责一个细胞生命活动，可谓"船小好调头，树小易生根"。

　　微生物在遗传信息的传递方面拥有独特优势，不仅容易从"地球基因库"中调取基因信息，而且容易进入"地球基因库"中搜集基因信息。细菌和病毒遗传信息的这种多样性与灵活性特点，使如此庞大的生物群体具备了种群优势，历经沧海桑田而长存在地球上。它们是所有多细胞生物的原始祖先形态。

　　多细胞生物的基因信息传递，是一种垂直传代的传递方式，而且更具有保真性和修复性功能，比如人体的 DNA 聚合酶、DNA 修复酶的作用。单细胞生物也是以垂直传代的传递方式为主，但其在遗传信息水平传递方面更具优势。

在人类使用抗生素杀灭细菌的药物治疗过程中，有些细菌会对抗生素产生耐药性，于是通过遗传信息水平传递，耐药菌可以将耐药基因通过质粒（plasmid）传递给非耐药菌，使其也获得抗生素耐药性。相似的功能在病毒中也存在，当病毒对抗病毒药物产生耐药性以后，耐药毒株可以通过基因重配（reassortment）或基因重组，产生病毒变异甚至新毒株，形成耐药毒株准种（quasispecies）。

多细胞动物是由许多功能细胞构成的有机整体，各类细胞演化出特定的细胞功能，却仅由一套庞大的基因组信息来指挥协调，一些微小的遗传信息变化可能会引发功能连锁效应，因此基因传递、重配、重组所带来的生存风险要远远大于单细胞生命体或病毒等微生物。

地球上的人类也在共享"地球基因库"，细菌或病毒等微生物在"地球基因库"的信息传递中，会不会与同在"地球基因库"的人类发生"际遇"，或者在人类进化的生命旅程中"驻足"相逢，这个问题是有答案的：人类基因组中，8% 的 DNA 遗传信息来源于病毒，这种病毒基因被称为人内源性逆转录病毒（human endogenous retrovirus，HERV）。

这些基因的 DNA 序列与逆转录病毒非常相似。从病毒自身性质考虑，病毒可能在人类进化的某个时期，将自己的基因组整合在人体细胞的基因组中，而这种整合对病毒基因组会有两种可能。一种是使人类更加适应生存环境而被保留下来，另一种是使人类不适应生存环境而随之一并消失。漫长年代里在人类基因组中被保留下来的病毒痕迹，在人类进化时期的现阶段保持着"沉默"，或许未来的某个时刻我们能够揭开这段"封印"的记忆。

在病毒与人类相处的模式中，如果我们跳出自身的局限性，从彼此的角度来换位思考，似乎都能看到物种之间的精彩博弈。

流感病毒和呼吸道细菌会使人感冒，人感冒以后常常会咳嗽、打喷嚏。对于人类而言，咳嗽、打喷嚏能将病毒、细菌排出体外，减少体内致病微生物的数量；而对于病毒、细菌而言，只有排出体外才能有机会感染更多的宿主，争取更多的种群生存空间。

类似的情况还有水痘病毒、霍乱弧菌感染人类。水痘病毒感染人体后会在皮肤上产生水痘，身上的水痘会造成皮肤瘙痒，人为了缓解症状而去抓挠，抓挠时病毒被携带在肢体上，进而可能接触感染其他人。霍乱弧菌感染人体后会导致腹泻等症状，病菌通过排泄物进入水体或土壤中，进而可能感染其他人。

以上这四种致病微生物感染人类之后，造成病毒、细菌排出体外的过程，并非人类在主观意识下产生的行为，而是客观上基于自身生理条件的反应。人体这些生理反应的发生，从事实发生的过程来看，的确是由微生物所引发。

更进一步来讲，从病毒感染人类致病的属性角度，有的病毒比较"温和"如人乳头瘤病毒，有的病毒则比较"残暴"如埃博拉病毒。我们很好理解"温和派"病毒，基于病毒与宿主细胞"同生死、共存亡"的生存原则，病毒长期寄宿在宿主细胞中，更利于其生命的延续和基因的传承。

但是，"残暴派"病毒的生存策略就不太好理解了，快速感染致病会大量破坏宿主细胞，并且导致宿主个体死亡，使病毒自身也丧失了生存空间，这样岂非"自取灭亡"。自然界中，这种以人类烈性病毒为代表的病原，虽然难以长期与人类宿主共存，却可以在别的物种如蝙蝠体内长期存活。对人类而言，这些病毒存在于其他物种犹如剧毒毒液存在于毒蛇体内，而毒蛇的存在则是向人们警示着危险。

病毒在长期的自然选择过程中，仍然遵循着宿主适应性基本规律，通过自身进化更好地适应宿主，并且能与宿主长期共生共存。以典型性的减毒疫苗为例，人工培养的病毒能够被"驯化"成为毒力减弱的疫苗毒株，这个人类发明的疫苗策略，其本质就是病毒自身的进化趋势。

一旦病毒找到并适应了自己的自然宿主，"地球基因库"就又恢复了平静。微生物远比人类更早在地球上生存，从蓝藻充斥海洋，到寒武纪生命大爆发，再到恐龙统治世界，直至万物灵长的人类独霸地球，微生物一直跑在物种进化"马拉松"的全程赛道上。它们或许不是领跑者，但一定是跑得最远最长的"跨时代生命代言人"。

人肠道微生物基因数目是人类基因数目的约 100 倍，逆转录病毒曾经 31 次入侵过人类基因组，到底是微生物选择了人类保持物种最长不败纪录，还是人类利用了微生物成就了物种演化冲刺的胜利。

怅寥廓，问苍茫大地，谁主沉浮？